人人伽利略系列 14

飲食與營養科學百科

人體的吸收機制和11種症狀的飲食方法

人 人 出 版

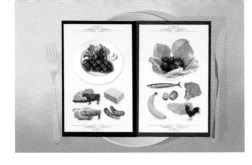

人人伽利略系列14

飲食與營養科學百科

人體的吸收機制和11種症狀的飲食方法

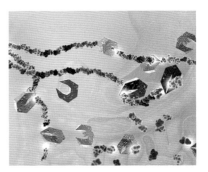
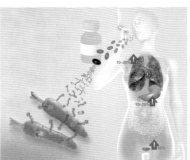
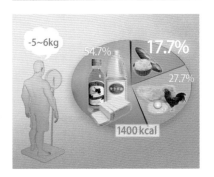
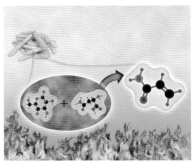

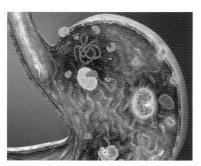
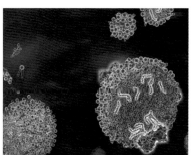
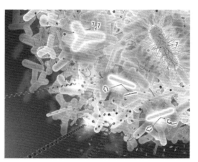
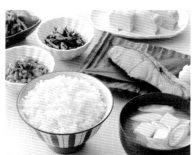
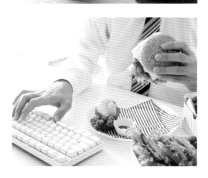

1

引人關注的
食品與健康問題

協助　千葉 剛／遠藤明仁／廣田晃一／永井孝志／古池直子／中村丁次／五十嵐 中／
旦部幸博／石井哲也

應該有很多人一聽到「有益健康的○○」就忍不住會豎起耳朵；反過來說，當聽到「××有害健康」、「具有致癌性」時，應也會多加留意吧！訊息五花八門，然而這些訊息內容究竟有多少根據？又該相信什麼才好？Part1將介紹最新科技所建立的知識與觀念，俾能在氾濫的飲食與健康資訊中於選擇取捨之際派上用場。

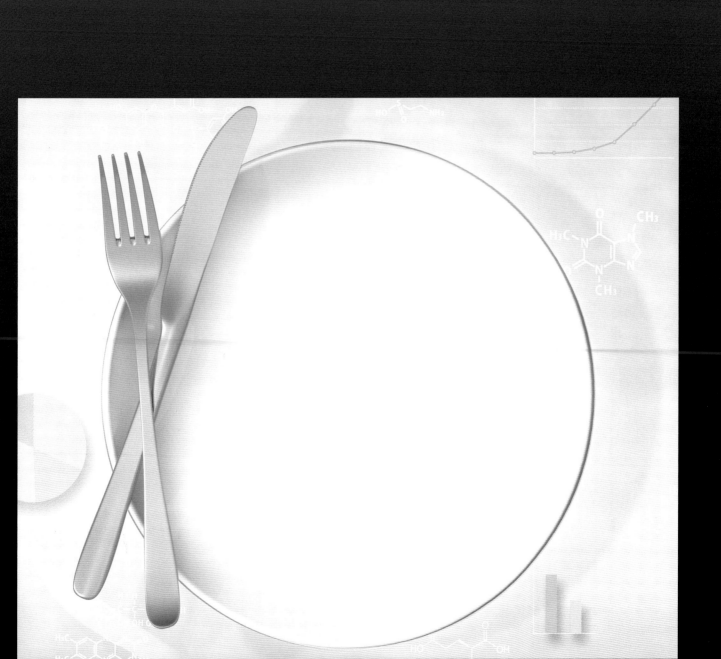

Q 食用「膠原蛋白」能讓肌膚變得較有彈性嗎？

「Q彈的膠原蛋白打造美麗肌膚」之類的廣告詞屢見不鮮。含較多膠原蛋白的皮膚確實會較具彈性，那麼，照理來說，食用膠原蛋白就應該能讓皮膚變得較有彈性。其實不然，即使吃進體內，膠原蛋白的彈性也不會直接顯現在皮膚上。

膠原蛋白是一種蛋白質，食物中所含的各種蛋白質會經過胃腸的消化，然後才被人體所吸收。

這些被消化、吸收的「碎片」，會成為各種蛋白質的原料，或是化為身體的能量來源。並沒有可靠的證據顯示，人們所攝取的膠原蛋白，會在身體上帶來實質的美容效果[※]。

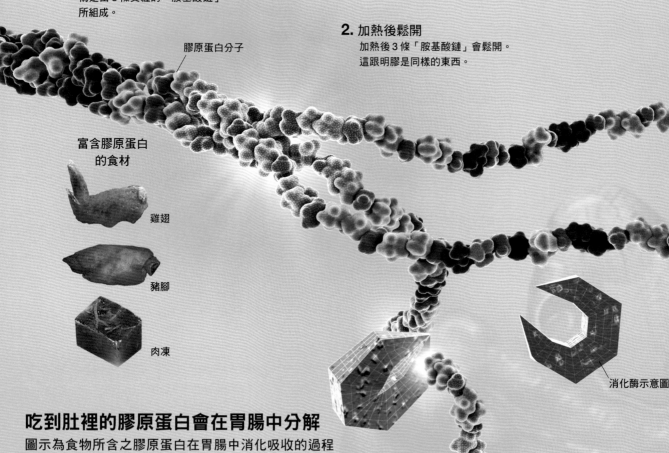

1. 膠原蛋白的分子結構
生鮮食材中的膠原蛋白，分子結構是由3條交纏的「胺基酸鏈」所組成。

膠原蛋白分子

富含膠原蛋白
的食材

雞翅

豬腳

肉凍

2. 加熱後鬆開
加熱後3條「胺基酸鏈」會鬆開。
這跟明膠是同樣的東西。

消化酶示意圖

吃到肚裡的膠原蛋白會在胃腸中分解

圖示為食物所含之膠原蛋白在胃腸中消化吸收的過程（1～4）。透過加熱等調理，膠原蛋白分子會呈現鬆散的狀態，吃下去之後又會因胃腸消化酶的作用分解成「胺基酸」或「二到三個胺基酸相連的構造（二肽或三肽）」，然後吸收。然而，經人體吸收的胺基酸或胜肽，並不一定會成為皮膚膠原蛋白的原料。

註：膠原蛋白分子是利用PDB ID:1BKV(Kramer, R.Z. et al.(1999) Nat.Struct.Mol.
Biol. 6: 454-457)等資料製作。

分子大小，基本上與是否容易吸收無關

　　市面上有宣稱「『分子小』好吸收」的膠原蛋白製品販售，也可找到塗抹在皮膚上而非食用的產品。將膠原蛋白做成低分子量，確實無論在腸道或皮膚都比較容易吸收，但日本國立健康暨營養研究所熟悉健康食品資訊的千葉剛博士表示：「雖然容易吸收，但並不能保證一定會送到製造膠原蛋白的細胞，成為皮膚膠原蛋白的『原料』。」

　　若說塗抹有什麼效果，就是保溼，但千葉博士認為「根據目前的報告顯示，玻尿酸擁有的保溼效果更好。」

※：在日本國立健康暨營養研究所網站「『健康食品』的安全性、有效性資訊（https://hfnet.nibiohn.go.jp/）」搜尋「膠原蛋白」，可閱讀詳細資料。

 美容效果上並無可信度高的證據。

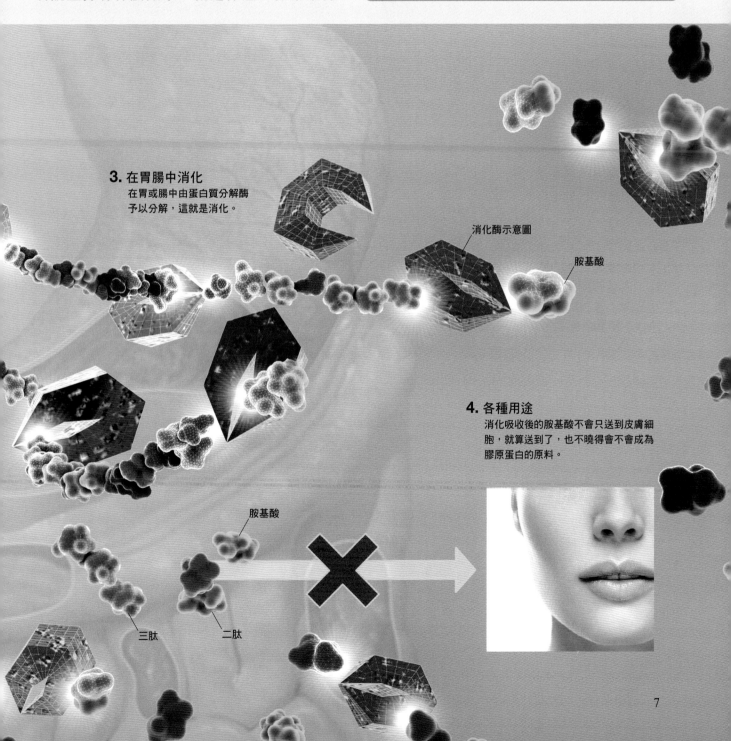

3. 在胃腸中消化
在胃或腸中由蛋白質分解酶予以分解，這就是消化。

消化酶示意圖

胺基酸

4. 各種用途
消化吸收後的胺基酸不會只送到皮膚細胞，就算送到了，也不曉得會不會成為膠原蛋白的原料。

胺基酸

三肽　　二肽

Q 「活的乳酸菌」在胃腸中會如何？

優格等含有乳酸菌的食物或飲料種類繁多。乳酸菌在廣義上是指會代謝醣類產生大量「乳酸」的細菌統稱。常聽人說「活乳酸菌來到腸道」、「乳酸菌製品能促進排便」等等，但這些是事實嗎？下面就依胃、小腸、大腸的順序予以說明。

在胃裡，大多數的食物會被胃酸及消化酶分解，乳酸菌也不例外，但在日本東京農業大學研究乳酸菌的遠藤明仁副教授卻表示：「剛吃下的食物會將胃酸稀釋，使得乳酸菌不易死亡。」然而要在實際人體中進行研究十分困難，所以很難得知究竟有多少乳酸菌能存活。

在小腸與大腸中產生「對身體好」的作用

遠藤副教授先聲明「事實上乳酸菌在人體中會如何作用，還有許多細節並不明瞭」，他表示乳酸菌在腸道中似乎會對身體帶來「正面的影響」。到達小腸的乳酸菌會被腸道吸收（右頁插圖上方），抑制排除異物的「免疫系統」因過度反應所造成的過敏。

乳酸菌「對身體好」的原因

圖中所示為通過胃、小腸、大腸時的乳酸菌及其作用。一般認為，乳酸菌有抑制免疫反應、在大腸中促進排便的效果，但它卻幾乎不會在胃腸中活著定居下來，那些效果多是一時的。有些乳酸菌製品會標明「活著抵達腸道」之類的廣告訴求，但其實不論或死或活，乳酸菌的組成成分都有抑制免疫、促進排便的作用。

乳酸菌大多會在胃中死亡

由於胃酸和消化酶的作用，大多數乳酸菌會與食物一起分解，但也有部分菌會存活下來。

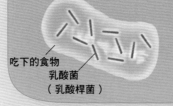

吃下的食物
乳酸菌
（乳酸桿菌）

消化

存活的乳酸菌

日本各製造商的乳酸菌製品

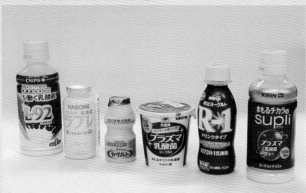

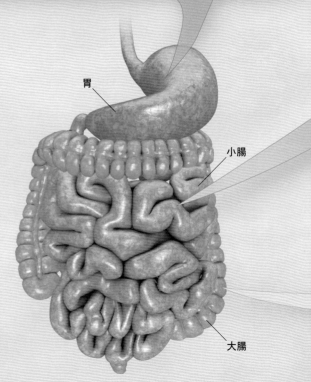

胃

小腸

大腸

緊接著小腸的大腸原本就存在約1000種、1000兆隻「腸道菌叢」（enteric microflora），吃下去的乳酸菌若到達大腸，會不會就在大腸存活下來（定殖，colonization）呢？關於這個問題，遠藤副教授表示「食品中所含的乳酸菌會花一到兩天通過大腸，但幾乎不會在大腸定殖下來。然而有數據顯示，吃下去的乳酸菌會增加一種腸內益菌『雙叉桿菌』（俗稱比菲德氏菌，屬名：Bifidobacterium）的數量，或許能間接達到改善便祕與腹瀉的效果。」另外，吃下去的乳酸菌會產生乳酸及醋酸，這些物質可能會影響腸道的神經細胞，使腸道肌肉蠕動，並且促進排便。

若希望攝取乳酸菌達到某種效果，就必須每天持續食用，使腸道經常有乳酸菌通過。

（8～9頁撰文：島田祥輔）

 部分乳酸菌能抵達腸道，達到調節免疫及促進排便的良好效果。

即使乳酸菌死亡仍然有效

乳酸菌製品中也有先「殺菌」再販售的商品。遠藤副教授表示：「死掉的細菌也可能具有活化免疫細胞、促進排便的效果。乳酸菌的組成成分會在小腸或大腸中產生作用。」

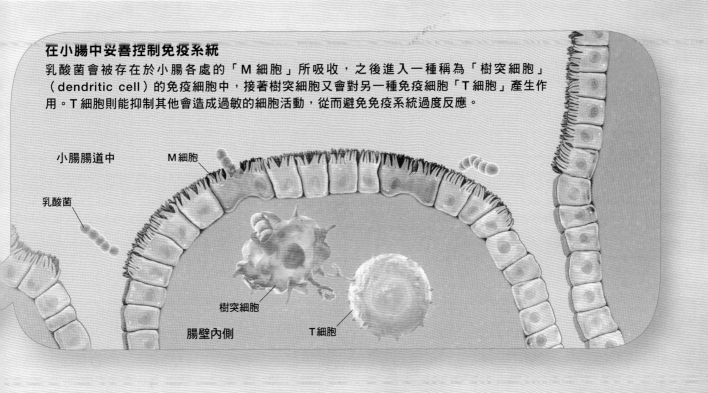

在小腸中妥善控制免疫系統

乳酸菌會被存在於小腸各處的「M細胞」所吸收，之後進入一種稱為「樹突細胞」（dendritic cell）的免疫細胞中，接著樹突細胞又會對另一種免疫細胞「T細胞」產生作用。T細胞則能抑制其他會造成過敏的細胞活動，從而避免免疫系統過度反應。

小腸腸道中　　　M細胞

乳酸菌

樹突細胞

腸壁內側　　　T細胞

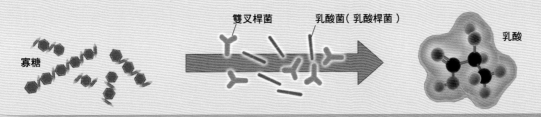

在大腸中產生預防便祕的物質

雙叉桿菌和乳酸菌等益菌會分解寡糖，產生能促進排便的乳酸或醋酸。

雙叉桿菌　　　乳酸菌（乳酸桿菌）

乳酸

寡糖

「無麩質飲食」適合所有人嗎？

不含「麩質」（gluten）這種成分的「無麩質飲食」（gluten-free diet, GFD）從幾年前起即蔚為風潮。麩質是一種蛋白質，存在小麥及裸麥等穀物中，在大多數人以這些穀物為主食的歐美地區，無麩質飲食十分普遍。

事實上有些人在攝取麩質後，吸收最終分解產物的腸道細胞會產生發炎反應，造成營養吸收障礙（右頁插圖）。因此，這些患有「乳糜瀉」（celiac disease）的人必須避免攝取到麩質。

在原本以為是遺傳導致乳糜瀉的人之中，也有部分可能是受到飲食習慣影響而罹患此症。推測全世界每100～300人就有一名患者。據說日本患者人數相對較少，但詳情不得而知。

並不具備預防疾病的效果

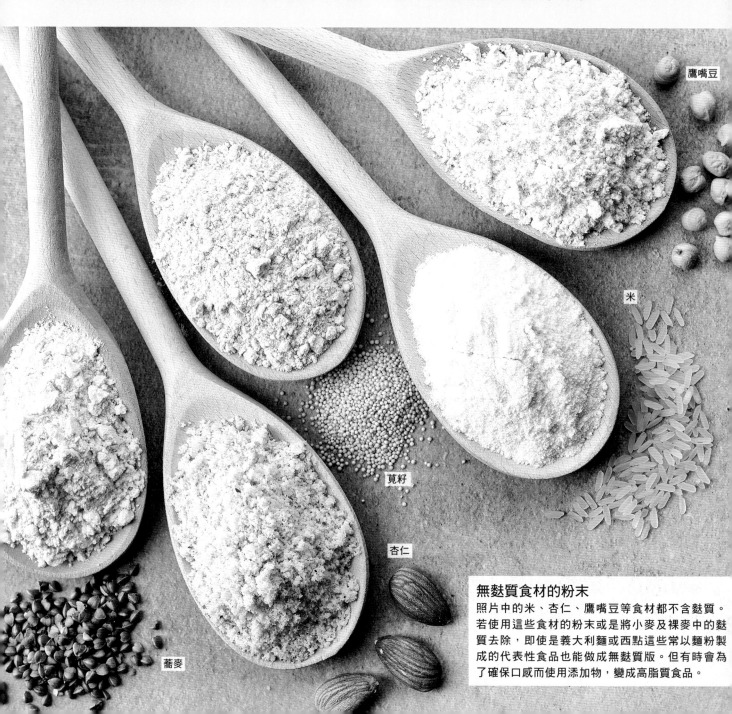

鷹嘴豆

米

莧籽

杏仁

蕎麥

無麩質食材的粉末
照片中的米、杏仁、鷹嘴豆等食材都不含麩質。若使用這些食材的粉末或是將小麥及裸麥中的麩質去除，即使是義大利麵或西點這些常以麵粉製成的代表性食品也能做成無麩質版。但有時會為了確保口感而使用添加物，變成高脂質食品。

有些人會為嬰兒選擇無麩質食品，希望能預防疾病，但日本國立健康暨營養研究所的廣田晃一博士表示，並未找到可預防乳糜瀉的根據。另外對於未罹患乳糜瀉的人，也沒有證據顯示無麩質食品有益身體健康。

那麼，無麩質食品適合「對小麥過敏」的人嗎？其實小麥除了麩質還有其他成分會導致過敏，所以使用去麩質麵粉製成的無麩質食品也可能因其他成分引發過敏。

再者，食用小麥後腸胃易於感到不適的體質稱為「麩質不耐症」（gluten intolerance symptoms），但由於還不清楚這種體質是否與麩質相關，多位醫師在2012年指出「不應使用這個名詞」。

A 對大多數人而言，並沒有證據顯示有益健康。

乳糜瀉症狀是由於免疫系統的「錯誤攻擊」而產生

圖中所示為乳糜瀉患者小腸細胞所發生的異常狀況。在小腸中，有些細胞之間的結合較為鬆散，透過這些隙縫，可將消化麩質時產生的「長片段」（多肽）予以吸收。而所吸收的多肽會對免疫細胞產生作用，使免疫細胞錯誤攻擊小腸細胞。遭到攻擊之後，小腸細胞司責吸收營養的構造——微絨毛會萎縮坍平，以致不易吸收其他營養素，有時甚至導致營養不良。

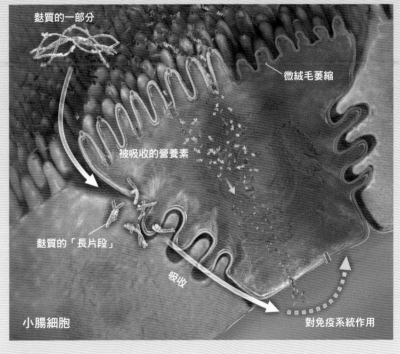

麩質的一部分

微絨毛萎縮

被吸收的營養素

麩質的「長片段」

吸收

小腸細胞

對免疫系統作用

兼具黏性與彈性的「麩質」

將麵粉加鹽和水搓揉，會像下圖一樣產生黏性與彈性，這是因為麵粉中所含的兩種蛋白質「穀蛋白（也稱麩蛋白）」（glutelin）與「穀膠蛋白」（gliadin）互相纏繞，形成容易伸縮的網狀結構。形成這種結構的蛋白質就是麩質，占小麥蛋白質八成以上的成分。

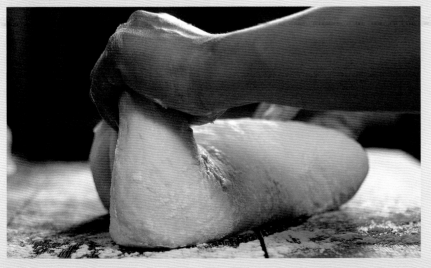

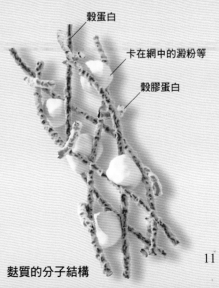

穀蛋白

卡在網中的澱粉等

穀膠蛋白

麩質的分子結構

Q 「葡萄糖胺」對改善關節疼痛有效嗎？

人上年紀後，膝關節的緩衝墊軟骨開始磨損，逐漸出現「退化性膝關節炎」（osteoarthritis of the knee）的症狀。其中，有些年長者會為了改善疼痛與活動力，而服用含有軟骨組成成分「葡萄糖胺」（glucosamine）的營養補給品。

雖然全部統稱為「葡萄糖胺」，但其實以營養補給品名義販售的組成成分中就有「N-乙醯葡萄糖胺」、「硫酸鹽葡萄糖胺」、「鹽酸鹽葡萄糖胺」等種類。三種成分中N-乙醯葡萄糖胺是構成膝關節軟骨的「玻尿酸」成分本身，其他也能在體內成為玻尿酸的原料。每一種葡萄糖胺都宣稱有「能改善關節疼痛與活動力」、「有益肌膚」等功效，但在日本國立健康暨營養研究所的資料庫中並未找到施於人體有效的可信資料[※]。

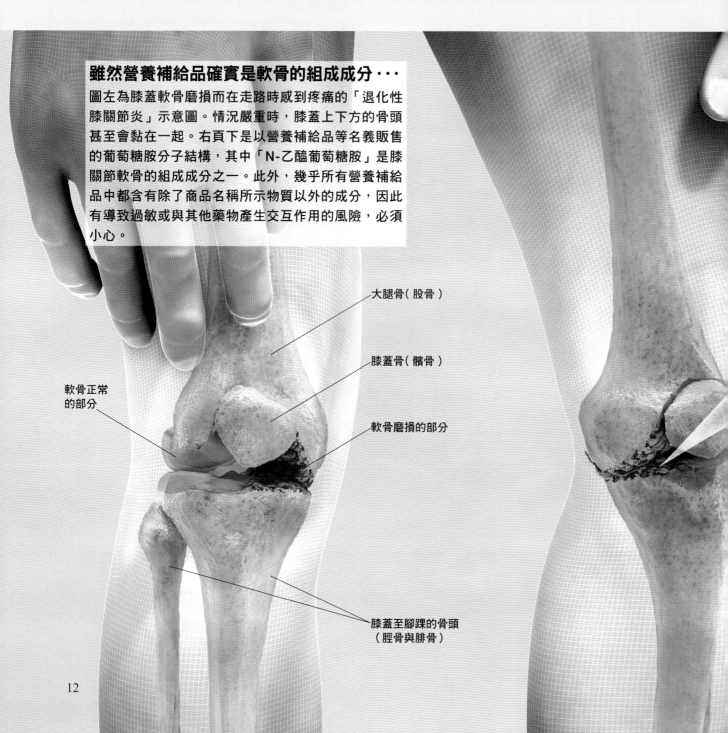

雖然營養補給品確實是軟骨的組成成分···

圖左為膝蓋軟骨磨損而在走路時感到疼痛的「退化性膝關節炎」示意圖。情況嚴重時，膝蓋上下方的骨頭甚至會黏在一起。右頁下是以營養補給品等名義販售的葡萄糖胺分子結構，其中「N-乙醯葡萄糖胺」是膝關節軟骨的組成成分之一。此外，幾乎所有營養補給品中都含有除了商品名稱所示物質以外的成分，因此有導致過敏或與其他藥物產生交互作用的風險，必須小心。

軟骨正常的部分

大腿骨（股骨）

膝蓋骨（髕骨）

軟骨磨損的部分

膝蓋至腳踝的骨頭（脛骨與腓骨）

就算補充「原料」也不見得一定有效

　　每一種葡萄糖胺基本上都不必分解就能吸收，既然補充了「原料」，感覺就該有效果產生，但千葉博士表示，光是從其他食物中獲取容易在體內形成軟骨的材料，所能得到的效果也是微乎其微。千葉博士認為，「軟骨會磨損本來就是因為再生能力減弱，追不上軟骨成分分解的速度，所以即使補充原料，也無法輕易就復原。」

※：但硫酸鹽葡萄糖胺顯示可緩和輕度關節炎疼痛的可能性。在『『健康食品』的安全性、有效性資訊網站（ https://hfnet.nibiohn. go.jp/ ）」搜尋「葡萄糖胺」，可閱讀詳細資料。

 A 並沒有報告顯示葡萄糖胺能確實減輕疼痛。

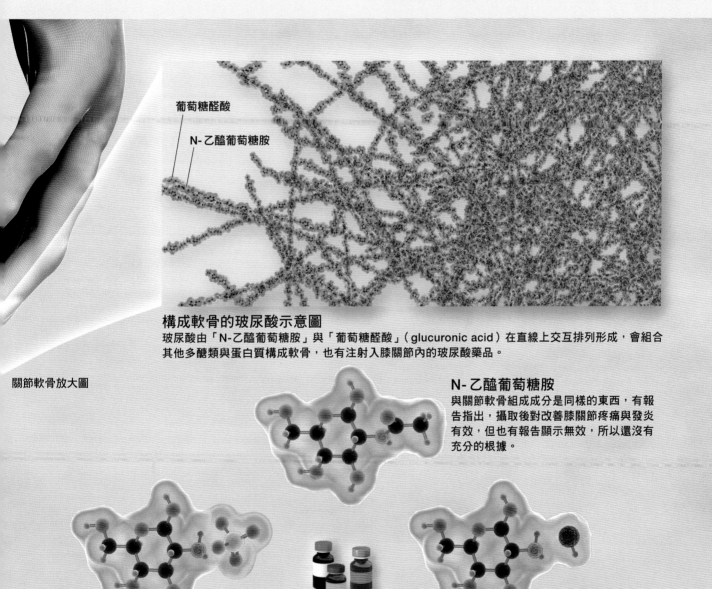

關節軟骨放大圖

葡萄糖醛酸
N-乙醯葡萄糖胺

構成軟骨的玻尿酸示意圖
玻尿酸由「N-乙醯葡萄糖胺」與「葡萄糖醛酸」（glucuronic acid）在直線上交互排列形成，會組合其他多醣類與蛋白質構成軟骨，也有注射入膝關節內的玻尿酸藥品。

N-乙醯葡萄糖胺
與關節軟骨組成成分是同樣的東西，有報告指出，攝取後對改善膝關節疼痛與發炎有效，但也有報告顯示無效，所以還沒有充分的根據。

硫酸鹽葡萄糖胺
此成分其他國家視為藥品，根據日本國立健康暨營養研究所的研究，評定為對輕度關節炎「可能有效」。但在慢性關節炎或嚴重的情況下並沒有減輕疼痛的效果。

鹽酸鹽葡萄糖胺
一般認為效果不及硫酸鹽，也沒有藥用產品。

13

「β-胡蘿蔔素」能預防癌症嗎？

「β-胡蘿蔔素」（β-carotene）在給人健康印象的黃綠色蔬菜中含量豐富，而β-胡蘿蔔素的營養補給品也在市面上廣泛販售。1990年代曾就β-胡蘿蔔素之攝取是否能預防癌症進行實驗。

但就大量實驗的結果來看預防癌症的效果，大致上是否定的，甚至發現，若持續數年每天或每隔一天高頻率服用含β-胡蘿蔔素的營養補給品，在某些情況下會帶來負面影響，致使罹患肺癌的風險提高10～20％。

β-胡蘿蔔素是維生素A的前驅物之一，這兩者與維生素C、E因具有與動脈硬化之預防相關的「抗氧化作用」，而備受期待。抗氧化作用是指自身被「活性氧類」所氧化，以防止細胞或細胞組成成分被氧化。但千葉博士表示，抗氧化物氧化後會處在活性狀態，量過多時很有可能對人體造成不良影響。

維生素攝取過量可能有礙健康

維生素不足對身體不好，但以營養補給品的形式攝取過量，可能也有礙健康。千葉博士認為「重新檢討每天的飲食，若已充分攝取維生素和礦物質就不需要服用營養補給品。特定成分並不是攝取越多對健康越好。」

 沒有預防癌症的效果。特定成分攝取過量反而有負面影響。

大量的營養補給品會增加罹癌風險

目前已知吸菸者每天持續攝取含20～30mg β-胡蘿蔔素（大約相當於兩根胡蘿蔔）的營養補給品，會提高罹患肺癌、胃癌、膀胱癌、心肌梗塞等疾病的風險，而且女性的風險更高。右頁圖中呈現的是這些結果的示意圖。再者，以罹癌風險不特別高的族群為對象的主要研究中，無法確認風險是增加或降低。

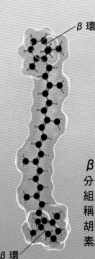

β環

β環

β-胡蘿蔔素的分子結構
分子式為$C_{40}H_{56}$，僅由碳與氫組成。兩端的六邊形環狀結構稱為「β環」。每一分子的β-胡蘿蔔素可生成2分子的維生素A。

相當於20～30mg的β-胡蘿蔔素
去皮水煮的胡蘿蔔每100g中含有7.2mg β-胡蘿蔔素，將身體的吸收率納入考慮後，可說是含有與0.73mg維生素A相同作用的量〔視黃醇（retinol）當量〕。

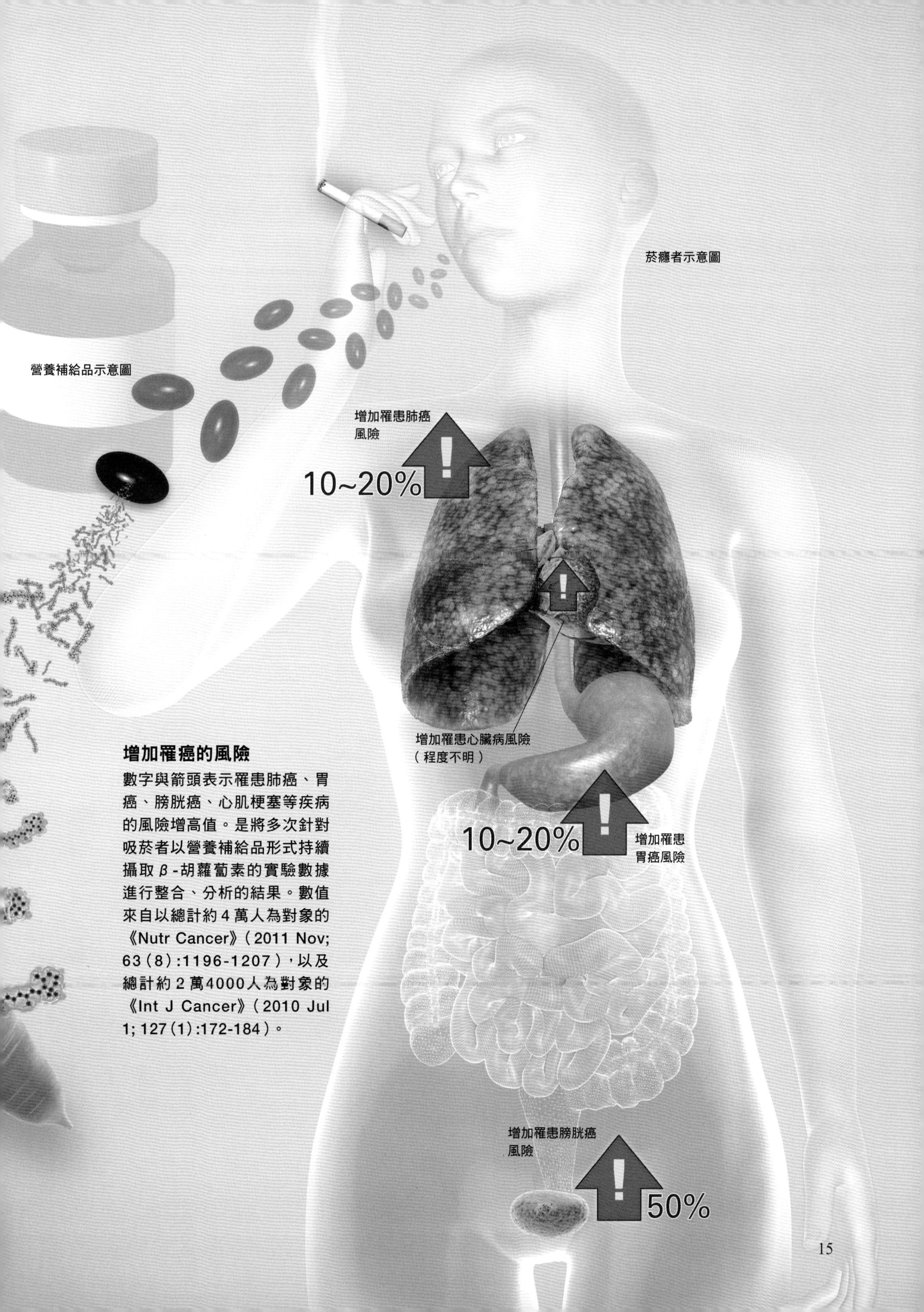

營養補給品示意圖

菸癮者示意圖

增加罹患肺癌
風險

10~20%

增加罹患心臟病風險
（程度不明）

10~20%

增加罹患
胃癌風險

增加罹癌的風險

數字與箭頭表示罹患肺癌、胃癌、膀胱癌、心肌梗塞等疾病的風險增高值。是將多次針對吸菸者以營養補給品形式持續攝取 β-胡蘿蔔素的實驗數據進行整合、分析的結果。數值來自以總計約 4 萬人為對象的《Nutr Cancer》（2011 Nov; 63（8）:1196-1207），以及總計約 2 萬4000人為對象的《Int J Cancer》（2010 Jul 1; 127（1）:172-184）。

增加罹患膀胱癌
風險

50%

Q「低醣飲食」真能瘦身且有益健康嗎？

減少攝取白飯或麵包等主食（碳水化合物）的「低醣飲食瘦身法」已有相當程度的普及。醣類指的是碳水化合物中膳食纖維（dietary fiber）以外的物質。由於蛋白質和脂肪也有部分能成為熱量來源，所以這兩者近年也被視為「熱量營養素」。蛋白質13～20％、脂肪20～30％、碳水化合物50～65％的比例成為日本人的目標。

減少醣類攝取真能瘦下來嗎？在以311人為對象的小型研究報告中，採用低醣高蛋白質的飲食，在2個月及6個月後，比起減少高脂食物攝取的其他飲食，體重的減輕幅度更大（如下圖），至少在短期之內似乎是更容易瘦下來，但也有出現倦怠、頭腦不靈光等副作用的報告。

減少醣類攝取也有風險之虞

以總計約1400人為對象進行分析，採取低醣飲食在3個月左右就能改善糖尿病指標。但以總計超過27萬人為對象進行的另一項分析

低醣vs.低脂

美國在2003年～2005年間進行了飲食與減重效果的相關研究，圖中呈現部分研究結果。無論採用哪種飲食，在研究開始兩個月後1天攝取的熱量都在1400大卡上下，圓餅圖顯示各種熱量營養素在攝取熱量中所占的比例（非重量比例）。食材圖案僅是示意，代表各營養素，並非實際用於飲食或研究之中。數值出處：《JAMA》（2007；297（9）：969-977）

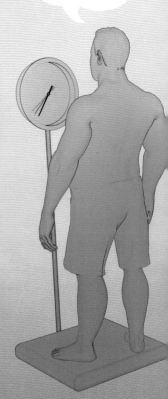

6個月後的減重效果

-2~3kg

脂肪 **21.1%**

16.9%

蛋白質

醣類 **63.1%**

1400 kcal

低脂飲食之一（歐尼斯飲食法）
在攝取的熱量營養素中，脂肪的比例在研究開始2個月後限制為平均21.1％、6個月後限制為平均28.3％。在研究開始6個月後觀察到平均減重2～3公斤。另外脂肪的組成成分「脂肪酸」會成為細胞的能量來源。

中，採取低醣飲食會提高死亡風險。另外也有報告指出有增加心血管疾病風險的可能。

　　雖然有上述各式各樣的報告，但大多數研究者都能認同的結果甚為少見，情況似乎曖昧不明。或許可說若要限制醣類攝取，適可而止是較為安全的。

※：出處為《JAMA》(2014; 312(9):923-933)。

A 短期內容易瘦下來，但長期則有風險疑慮。

醣類占50～55%時死亡率最低

下表顯示以45歲～64歲約1萬5400人為對象，進行25年（中位數）的追蹤調查中，醣類在攝取熱量中所占比例與相對死亡風險的關係。醣類比例在50～55%時風險最低，而無論過少或過多都與高死亡風險相關。研究者解釋低醣時高風險的原因，是由於取代醣類成為熱量來源的動物性脂肪等攝取量增加。

出處：《Lancet Public Health》（2018 Sep；3（9）：e419-e428.）

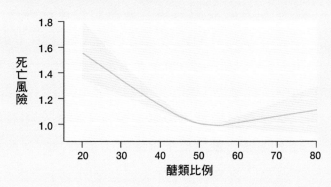

6個月後的減重效果

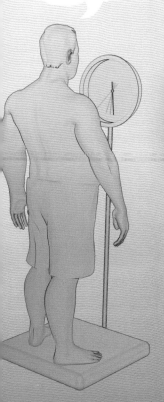

-5～6kg

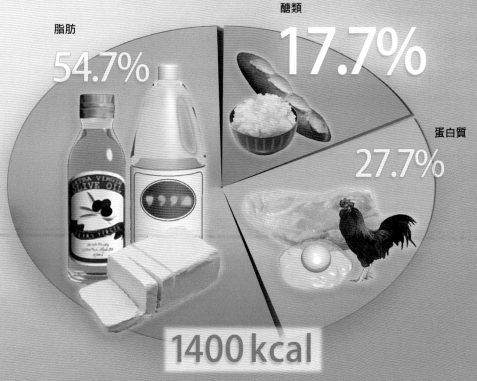

脂肪
54.7%

醣類
17.7%

蛋白質
27.7%

1400 kcal

低醣飲食之一（阿特金斯飲食法）

在攝取的熱量營養素中，醣類的比例於研究開始 2 個月後限制為平均17.7%、6 個月後限制為平均29.5%。研究開始 6 個月後觀察到平均減重5～6kg。另外醣類會在體內分解成「葡萄糖」等糖分子，成為細胞的能量來源。

17

Q 嚴格遵循素食主義的「純素食者」會營養不良嗎？

「純素食者」是指肉跟魚絕對不吃，且致力不吃各種蛋奶製品，甚至連蜂蜜也不碰的素食主義者。有些人基於希望生活中儘量不造成動物痛苦的思想主張，甚至也不穿皮製品。蘋果公司的共同創辦人賈伯斯（Steve Paul Jobs，1955～2011）就是純素食者，又以堅持果食而廣為人知。

近年來似乎有人因為素食給人健康的印象而採取純素飲食，但也可能有人覺得不吃魚肉蛋等食品，會造成營養不良甚至反而更不健康。

從植物中也能攝取充足的蛋白質

根據相當於美國營養師學會的「美國營養學會」之見解，認為包含純素食者在內的素食者飲食中都有充足的營養，並未觀察到對身體有不良影響[※]。以蛋白質為例，從豆類與大豆製品中可攝取到足夠的量。無論是來自動物或植物的蛋白質，只要能在胃腸中分解成胺基酸吸收，在體內都會同樣利用。

但有熱量或特定營養素不足的疑慮，特別是在肝臟及魚貝類中含量豐富的「維生素B_{12}」，必須注意是否攝取不足。維生素B_{12}在製造紅血球、維持神經細胞時不可或缺，缺乏的初期症狀是極度的疲勞感以及手腳末端刺痛等。專家認為「利用維生素B_{12}強化食材或營養補給品，仔細規畫飲食，就能避免攝取不足」。

※：出自《J Acad Nutr Diet.》（2016 Dec;116(12):1970-1980）。也提及肥胖、糖尿病、缺血性心臟病、高血壓、消化器官癌症等風險降低。

A 只要留意避免缺乏維生素 B_{12} 等營養素，整體營養是足夠的。

每100個美國人中就有1～2是純素食者

根據2016年在美國以約2000人為對象進行的調查，推測在18歲以上的成年人中（約2億4500萬人）約有1.5%是純素食者（約370萬人）、1.8%（約430萬人）是純素以外的素食者，這些人個別的日常飲食如下表所示。純素以外的素食者中最多的類型就是吃蛋及乳製品的「蛋奶素」，更加詳細的分類則略而不記。

類型	肉・魚	蛋及乳製品	蔬菜、水果、豆類
大多數人（96.7%）	吃	吃	吃
蛋奶素食者（1.8%）	不吃	吃	吃
純素食者（1.5%）	不吃	不吃	吃

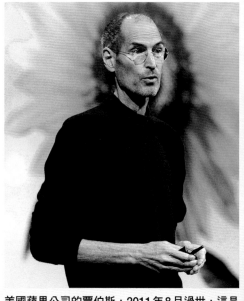

美國蘋果公司的賈伯斯，2011年8月過世，這是同年6月拍攝的照片。

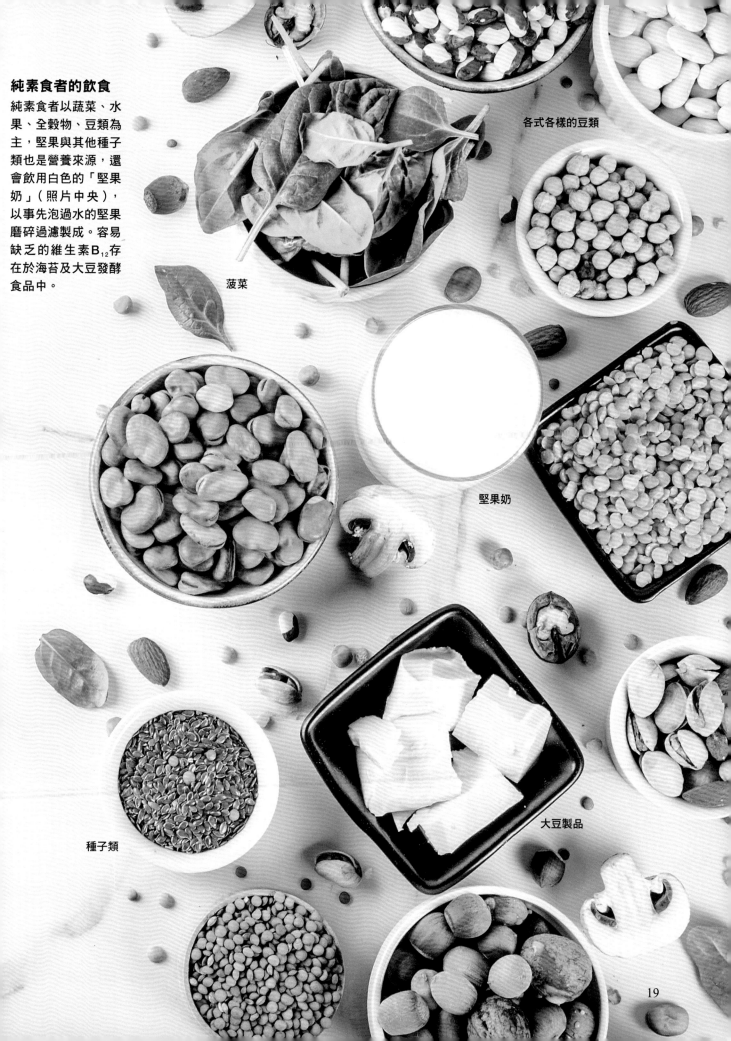

純素食者的飲食

純素食者以蔬菜、水果、全穀物、豆類為主，堅果與其他種子類也是營養來源，還會飲用白色的「堅果奶」（照片中央），以事先泡過水的堅果磨碎過濾製成。容易缺乏的維生素B_{12}存在於海苔及大豆發酵食品中。

各式各樣的豆類

菠菜

堅果奶

種子類

大豆製品

「零卡」真的是零熱量嗎？

「卡路里」是表示食品中所含能量（熱量）的單位。1卡（cal）的定義是使1克的水溫度上升1℃所需的熱量，1卡的1000倍就是1大卡（kcal）。食品中所含的熱量對維持我們的生命是不可或缺、極其重要的因素。根據推算，18～29歲男性（參考體重63.2公斤，活動量中等）1天所需熱量為2650大卡，同年齡層的女性（參考體重50公斤，活動量中等）為1950大卡。

在日本的食品標示基準中，100毫升（或100克）食物中所含的熱量未滿5大卡（臺灣規定為4大卡）可標示為「零卡」。也就是說標示「零卡」的食物不代表完全不含熱量（0大卡）。

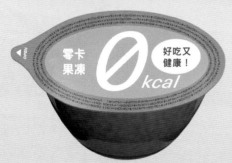

零卡果凍 0 kcal 好吃又健康！

什麼是「零膽固醇沙拉油」？

「膽固醇」是構成細胞膜的主要脂肪之一。血液中的膽固醇（低密度脂蛋白，low-density lipoprotein，LDL）過多時，會增加動脈硬化、心肌梗塞、中風的風險，所以血液膽固醇異常升高時，會被要求減少食用高膽固醇食品。

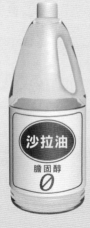

沙拉油 膽固醇 0

從飲食中攝取的膽固醇絕大部分來自動物性食品，蛋黃、鰻魚、肝臟、鮭魚卵都是高膽固醇食品的例子。另外肉類脂肪和奶油中含量豐富的「飽和脂肪酸」也會在體內轉變為LDL膽固醇。

最近有越來越多沙拉油等植物油標示「零膽固醇」，但植物油中本來就幾乎不含膽固醇，所以即使未標示「零膽固醇」的植物油，膽固醇含量也差不多等於零。

不過，是不是所有的植物油都能標示「零膽固醇」呢？並非如此，在日本的食品標示基準中，要符合100毫升（或100克）食品中所含的膽固醇未滿5毫克，且飽和脂肪酸含量在15%以下等固定標準（臺灣規定固體及液體食物中飽合脂肪分別須在1.5克及0.75克以下），才可標示為「零膽固醇」。

酒精飲料即使標示「零普林」也要小心！

「普林」（purine）指的是分子內含嘌呤（$C_5H_4N_4$）此化學結構之物質的統稱，腺嘌呤、鳥糞嘌呤等是DNA（去氧核糖核酸）的一部分，也屬於普林，而肉、海鮮、啤酒等廣泛的食品及飲料中就含有普林。

普林受到關注的原因是普林會在肝臟中分解代謝成尿酸，血中尿酸過多則會導致痛風等疾病。最近有越來越多酒精飲料宣稱「零普林」，但也要小心不能飲用過量，因為酒精也會提高血液中的尿酸值，所以就算飲料中所含的普林為零，喝太多也會提高痛風等疾病的風險。

況且體內的普林本來就只有2成左右來自飲食攝取，其他8成是每天在體內產生。若非痛風患者，尿酸值也非高到異常，健康的人在日常飲食中極度限制普林攝取是沒有意義的，更何況普林攝取不足還會對健康造成負面影響。

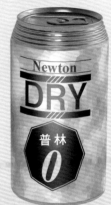

「零醣質」與「零糖類」有什麼不同？

標示「零醣質」與「零糖類」的商品都很常見，這兩種食品有什麼不同呢？

碳水化合物中，除去人體不能消化的「膳食纖維」，其他物質統稱為「醣質」。醣質中有葡萄糖等「單醣」、砂糖的主成分蔗糖等「雙醣」，還有寡糖和澱粉等「多醣」，以及糖醇(sugar alcohol)等。日本的食品標示基準中，100毫升（或100克）食品中所含的醣質未滿0.5克，可標示為「零醣質」。

然後在醣質中單醣與雙醣特別稱為「糖類」，100毫升（或100克）食品中所含的糖類未滿0.5克可標示為「零糖類」（臺灣規定相同），但可能包含糖類以外的醣質（例如寡糖或糖醇）。

糖類與醣質都是身體的必需營養素，只要不攝取過量，與肥胖和糖尿病等疾病並沒有直接關係，注意適量攝取即可。

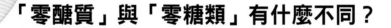

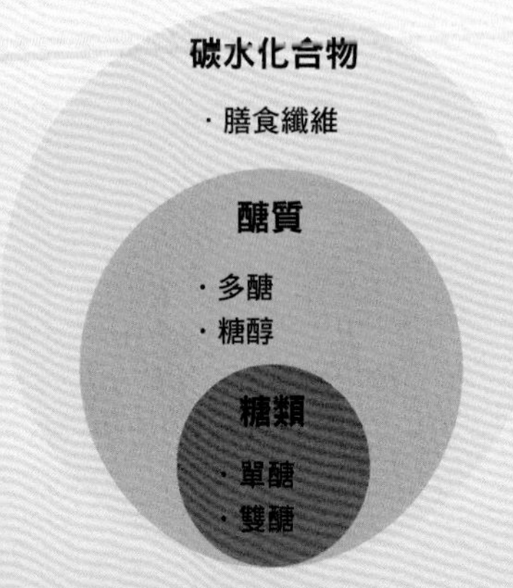

碳水化合物
· 膳食纖維

醣質
· 多醣
· 糖醇

糖類
· 單醣
· 雙醣

Q 「加熱調理會產生致癌物」是真的嗎？

「薯條和零食中含有致癌物」此一令人震驚的話題引起了眾人的關注，這種致癌物指的是非天然存在的「丙烯醯胺」（acrylamide）。

事情起源於1997年瑞典隧道工程中發生的意外，用來防漏的充填劑丙烯醯胺洩漏到環境中，汙染了周邊地區。但調查結果發現，汙染地區以外的人在日常生活中也會攝取到丙烯醯胺，接著又查明，經120℃以上高溫烹調過的薯條等食品含有高濃度的丙烯醯胺。這件事於2002年發表後，在全世界掀起了軒然大波。

國際癌症研究機構評定丙烯醯胺「可能對人類具致癌性（由動物實驗證實）」，而日本國立環境研究所推測，日本人平均每天會攝取到每公斤體重0.166 μg（μ為百萬分之一）

加熱調理產生的丙烯醯胺

蔬菜與薯芋類在經過120℃以上的加熱後，天門冬醯胺（胺基酸的一種）會與葡萄糖等特定糖類（還原糖，reducing sugar）反應產生丙烯胺醯，這個反應稱為「梅納反應」（Maillard reaction）。恰到好處的焦黃色與香氣也是經由這個反應產生出來的。將馬鈴薯置於低溫中保存會增加葡萄糖等還原糖的含量，所以將低溫保存過的馬鈴薯做油炸等高溫調理會產生更多的丙烯醯胺。據說有部分薯條和洋芋片的製造業者採用減少丙烯醯胺的對策，像是改用還原糖較少的馬鈴薯品種，或是調整油炸溫度等等。

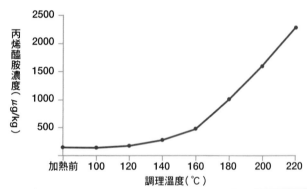

調理溫度與丙烯醯胺的產生量

以各種溫度油炸的薯條之丙烯醯胺濃度。由圖中可知調理溫度越高，丙烯醯胺的含量越多。（引用自E. Tareke et al., J. Agric. Food Chem., 2002, 50, 4998）

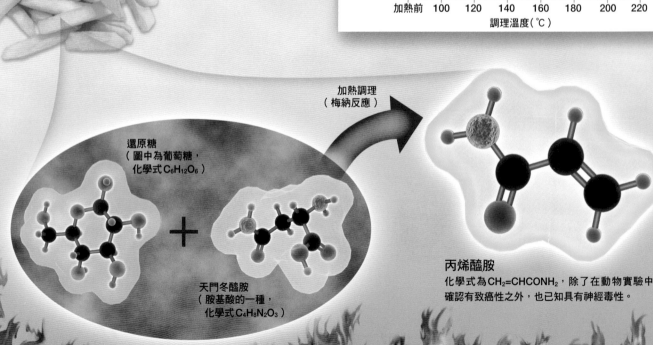

還原糖
（圖中為葡萄糖，
化學式 $C_6H_{12}O_6$ ）

加熱調理
（梅納反應）

天門冬醯胺
（胺基酸的一種，
化學式 $C_4H_8N_2O_3$ ）

丙烯醯胺
化學式為 $CH_2=CHCONH_2$，除了在動物實驗中確認有致癌性之外，也已知具有神經毒性。

的丙烯醯胺，相當於一生中「1萬人中會有1人」罹癌的風險（下圖框中）。日本人會從烘焙過的咖啡與茶、點心類、炒青菜等廣泛的加熱調理食品中攝取到丙烯醯胺。

零。想減少丙烯醯胺就必須避免加熱調理，但反而提高了食物中毒的風險。只要在降低油炸溫度等方面留意，於可能的範圍內減少丙烯醯胺的量應該就可以了。

由於與加熱調理緊密相關，所以不可能為零

日本食品安全委員會評為「必須在可能的範圍內努力減少丙烯醯胺的含量」，但丙烯醯胺的風險與加熱調理緊密相關，所以不可能為

A 加熱產生的丙烯醯胺恐具致癌性，在可能的範圍內儘量減少。

從什麼食品中會攝取到丙烯醯胺？

圓餅圖顯示日本國立癌症研究中心的「多目的世代研究」，日本人攝取到丙烯醯胺的來源食品。咖啡或茶等嗜好性飲料占32%，加熱調理過的蔬菜也占了18%。在農林水產省的網站〈http//www.maff.go.jp.j/syouan/seisaku/acryl_amide/index.html〉有發布食品中丙烯醯胺的詳細資訊。

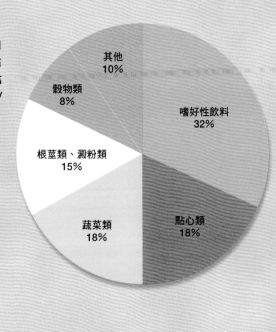

其他 10%

穀物類 8%

嗜好性飲料 32%

根莖類、澱粉類 15%

蔬菜類 18%

點心類 18%

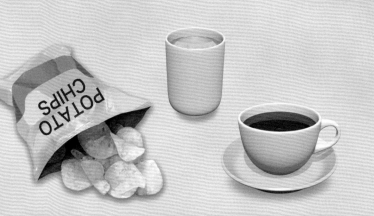

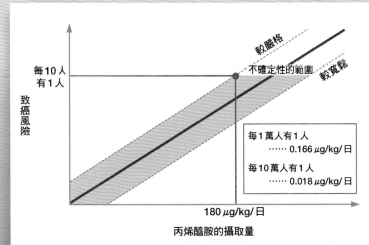

較嚴格
不確定性的範圍
較寬鬆

每10人有1人

致癌風險

每1萬人有1人
……0.166 μg/kg/日

每10萬人有1人
……0.018 μg/kg/日

180 μg/kg/日

丙烯醯胺的攝取量

丙烯醯胺攝取量與致癌風險的關係

FAO/WHO聯合食品添加物專家委員會（JECFA）將一生中致癌機率升高10%（每10人有1人）的丙烯醯胺攝取量（每日每公斤體重，以下皆同）定為180 μg，左圖假設在低攝取量方向也為線性關係（參考資料：村上道夫、永井孝志等人合著《基準值的原理》）。日本人的攝取量「0.166 μg」相當於每1萬人有1人致癌的風險，與空氣和自來水中所含物質的致癌風險容許估計值「每10萬人有1人」相比，風險約為10倍。

Q 食品添加物對身體不好嗎？安全性的根據是什麼？

市面上常見「不使用防腐劑」、「不添加人工色素」之類主打不使用食品添加物的食品，莫非食品添加物對身體不好？

食品添加物只要極少的量就能發揮效果，用於防腐、調味、添香、美觀、增進口感。食品添加物主要的種類和使用目的整理如下表格。也有食品添加物如用於口香糖的口香糖基劑是為食品帶來特色，所以非用不可。

食品添加物在日本食品衛生法中分為「指定添加物」、「既存添加物」、「天然香料」、「一般食品添加物」四類，全都僅有獲得厚生勞動大臣認可者才能使用。其中指定添加物指的是不分天然或人工，已確認其安全性及有效性者，2019年5月時有455種。可能有些人的印象是「天然食品有益健康、人工製品對身體不好」，但其實安全性與天然或人工的差異沒有直接關係。

實際攝取量少於「無毒性劑量」的百分之一

指定添加物的安全性會經過如下確認：首先進行數次動物實驗（右頁右下表格）得到無害的劑量「無毒性劑量」，接著將最低的無毒性

主要的食品添加物

右列表格整理出食品添加物主要的種類、使用目的、效果及具體例子。標示食品添加物時，原則上有義務將所添加的物質名稱完整記載，如「色素（類胡蘿蔔素）」，但如「乳化劑」之類的部分添加物，則只需記載種類名稱即可。另外，食品製造過程中添加物幾已去除，或是製成的食品中添加物功能已失，這些情況下，可視為例外，不用標示。

● 指定添加物　　● 既存添加物　　● 天然香料　　● 一般食品添加物

增進香味

種類	目的與效果	食品添加物實例	食品實例
甜味劑※	增加甜味	●阿斯巴甜 ●木糖醇 ●甘草萃取物	清涼飲料 口香糖 醬油
酸味劑	增加酸味	●檸檬酸 ●L-酒石酸 ●乳酸	果醬 糖果 清涼飲料
苦味劑	增加苦味	●咖啡因 ●柚皮苷 ●苦艾萃取物	可樂 口香糖
香料	賦予香氣	●合成香料 ●天然香料	廣泛的食品
調味料	主要為增加鮮味 調整味道	●胺基酸 ●核酸 ●有機酸	廣泛的食品

提高外表美觀

種類	目的與效果	食品添加物實例	食品實例
色素	調整食品的顏色，呈現出美味的色澤	●紅色二號 ●類胡蘿蔔素 ●紫甘藍菜色素	火腿 糖漬栗子 魚板
保色劑	和肉或魚中所含的血紅素及肌紅素結合，產生紅色	●亞硝酸鈉 ●硝酸鉀	火腿 香腸 明太子
漂白劑	分解色素或著色劑，以生成白色或使色澤明亮	●亞硫酸鈉	水果乾 瓠瓜乾 水飴
光澤劑	為防止水分蒸發或使表面有光澤，而在表面形成一層皮膜	●蟲膠 ●石蠟 ●蜂蠟	糖果 巧克力 水果

※：已知木糖醇等人工甜味劑攝取過量時會造成腹瀉，但此與中毒不同。

劑量乘以百分之一，就是人類的「每日容許攝取量」（acceptable daily intake，ADI）。

實際攝取量是多少呢？在日本國立醫藥品食品衛生研究所等單位的調查中，實際攝取量相對於ADI比例最高的防腐劑是「苯甲酸」，比例是0.41％，約為動物實驗無毒性劑量的兩萬五千分之一。其他指定添加物的實際攝取量也不會超過ADI。

另外用於火腿及香腸的保色劑「亞硝酸鈉」不只具有呈色效果，還能抑制肉毒桿菌繁殖以防止食物中毒。「無添加」並不代表安全性比較高。

（24～25頁撰文：島田祥輔）

 A 只有安全性已獲確認的食品添加物才認可使用。

指定添加物以外的食品添加物

既存添加物及天然香料是指已長年使用，判斷無安全疑慮的東西，分別有365種及612種。一般食品添加物指的是平常視為食品的食物中所包含的成分，為了達到其添加物的效果而使用，有72種。例如為了添加紅色而使用紫甘藍中含有的色素時，必須以色素的名義記載物質名稱（種類數皆為2019年5月時的資料）。

耐久保存

種類	目的與效果	食品添加物實例	食品實例
防腐劑	抑制微生物繁殖，避免食品腐敗（並不會殺死微生物）	●苯甲酸 ●己二烯酸鉀 ●魚精蛋白	魚子醬 魚肉煉製品 起司
抗氧化劑	防止被空氣中的氧氣氧化，以維持品質	●維生素C ●維生素E ●兒茶素	奶油 熟食 清涼飲料
防黴劑	為防止國外進口水果發黴而在採收後使用的農藥	●依滅列 ●鄰苯基苯酚 ●護汰寧	香蕉 奇異果 柑橘類

增進口感、塑形

種類	目的與效果	食品添加物實例	食品實例
增稠劑 安定劑 膠化劑 糊料	使液體增加黏性，或是使液體凝固成膠狀	●鹿角菜膠 ●玉米糖膠 ●關華豆膠	布丁 沙拉醬 冰淇淋
乳化劑	同時與油和水結合，使油水互融	●脂肪酸甘油酯 ●脂肪酸蔗糖酯 ●卵磷酯	人造奶油 發泡鮮奶油 冰淇淋
膨脹劑	產生二氧化碳等氣體，使食品膨脹	●碳酸氫鈉 ●葡萄糖酸內酯 ●明礬	餅乾 鬆餅
口香糖基劑	帶來口香糖特有的黏性與彈性	●醋酸乙烯樹脂 ●乙烯香樹脂 ●糖膠樹膠	口香糖
製造用劑等	用於食品製造	●鹼水 ●結著劑 ●豆腐凝固劑	中華麵 火腿 豆腐

求出無毒性劑量的動物實驗

以日本食品安全委員會的「添加物相關食品健康影響評價指南」為基礎製作。實驗動物與人類對物質的敏感度差異為10倍，人與人之間固有差異，但不致差到10倍，依此經驗法則，將動物實驗中得到的無毒性劑量乘以百分之一，定為人類的每日容許攝取量（ADI）。

試驗	內容	實驗動物實例
亞急性毒性試驗 慢性毒性試驗	在28天、90天、1年內每天攝取，測試神經毒性及免疫毒性。	囓齒類（主要為大鼠）及非囓齒類（主要為狗）各一種
致癌性試驗	18～30個月每天攝取，測試致癌性。	囓齒類（主要為大鼠）及非囓齒類（主要為狗）各一種
生殖毒性試驗	每天攝取，測試生殖能力。	囓齒類（主要為大鼠）一種以上
致畸型試驗	懷孕期間每天攝取，測試對胎兒的影響。	囓齒類（主要為大鼠）及非囓齒類（主要為兔子）各一種以上
基因毒性試驗	測試細胞內基因及染色體異常。	沙門氏菌、哺乳類的培養細胞等
過敏性試驗	觀察攝取24小時及48小時後的皮膚反應。	天竺鼠（也有其他使用小鼠的方法）
一般藥理試驗	一次或多次反覆攝取，測試對行動變化、中樞神經、自律神經、呼吸及循環系統、消化系統等的影響。	小鼠、大鼠、天竺鼠、兔子、貓、狗等

Q 食用「糙米比白米更健康」是真的嗎?

糙米經過精磨後就是白米,在精磨中去除的部分是米糠(米糠內包含胚芽),米糠含有大量多種營養素,在這點上糙米更優於白米。小麥等麥類未經精磨稱為「全穀物」,有數據顯示大量食用全穀物的人罹病死亡率較低,因此全穀物被認為有益健康。而糙米也是全穀物的一種,可能同樣具有促進健康的效果,但是目前還未充分調查過食用糙米與白米的健康效果比較。

糙米中大量的「無機砷」具有致癌性

糙米中的「砷」含量約是白米的2倍。在砷的化合物中,不含碳的「無機砷」經國際癌症研究機構評為「對人體具有致癌性」。砷天然存在於土壤、地下水及海水中,因此種在水田的稻米,以及鹿尾菜等海藻必然會含有砷。日本人主要從稻米及鹿尾菜中攝取到比歐美人更多的無機砷。

日本人平均每天攝取每公斤體重0.34μg

糙米與白米有什麼不同?

插圖中可看出糙米與白米在構造及成分上的不同,將糙米精磨成白米後,有大量營養素如脂肪、維生素、鐵及鎂等礦物質、膳食纖維遭到去除。另一方面,被認為有致癌性的無機砷在糙米中的含量是白米的兩倍左右。訂定國際食品規格標準的國際食品法典委員會將1公斤糙米中無機砷含量的國際標準定為「350μg」。

為何稻米含有大量無機砷?

相較於小麥及大豆,稻米(糙米或白米)的無機砷含量約為10~20倍。由於稻米是種植在水田中,田裡注滿水會讓稻米更容易吸收土壤所含的砷。目前正在進行研究,透過在水管理上的嚴格控制,以減少稻米中的砷含量。

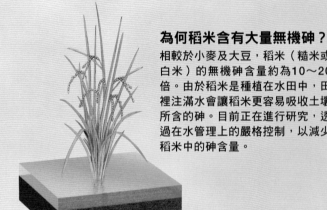

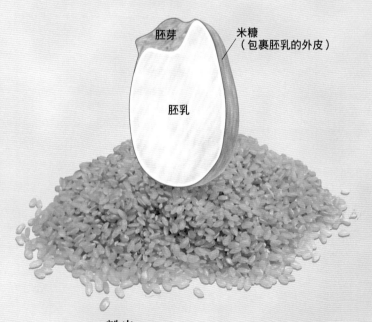

胚芽　米糠(包裹胚乳的外皮)

胚乳

糙米
糙米是指去除稻穀後的米,含有稻米中稻穀除外的所有成分(米糠、胚芽、胚乳)。由於包含米糠,所以外觀呈褐色。

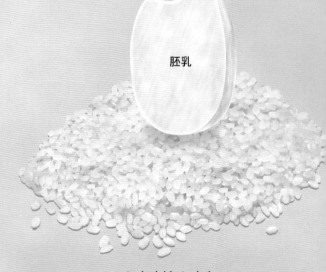

胚乳

白米(精白米)
白米是去除米糠和胚芽只保留胚乳的米。其(胚乳)主成分是屬於碳水化合物的澱粉。

的無機砷，相當於一生中「每2000人就有1人」有致癌風險。在針對9萬名日本人的調查中，男性吸菸者且大量攝取無機砷的族群，罹患肺癌的比例會增加1.38倍（但沒有足夠的數據說女性吸菸者比例會較少）。

最近正在進行研究，從稻米的栽種方式著手，以降低砷含量。至於鹿尾菜，若用大量的水（熱水）將它從乾燥狀況予以泡發，最多可減少9成左右的無機砷。無機砷的致癌風險不容忽視，必須在可能的範圍內減至最低，而食品安全委員會評定為「若每天均衡飲食，就不會有健康上的問題」。日本農研機構農業環境變動研究中心的永井孝志高級研究員則表示，「雖然沒有充足的證據，但假如與小麥等全穀物一樣，對促進健康具同等效果，那麼與白米相較，糙米促進健康的效果遠大於砷所帶來的風險。」

 A 糙米雖然有砷的風險，但似乎較有益健康。

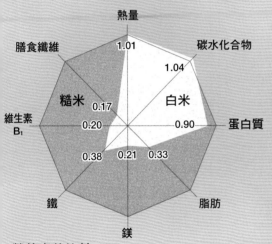

營養素的比較
白米的數值為將等重糙米中所含的量視為1時的相對值。根據「2015年版日本食品標準成分表」的數據計算。

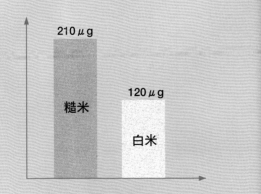

無機砷的比較
每1公斤食品所含的量。數據源自2012年日本農林水產省「食品中砷含量實況調查」的平均值。

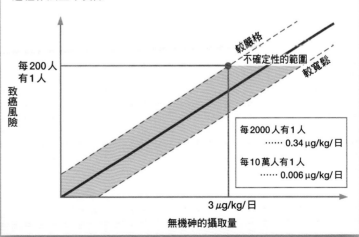

無機砷攝取量與致癌風險的相關性
FAO/WHO聯合食品添加物專家委員會（JECFA）將一生中罹癌機率提高5%（每200人有1人）的無機砷攝取量（每日每公斤體重，以下皆同）定為3μg。下圖假設低攝取量的趨勢也呈線性關係（參考資料：村上道夫、永井孝志等人合著《基準值的原理》）。日本人攝取量「0.34μg」相當於每2000人有1人罹癌的風險。若想將風險降至「每10萬人有1人」，含無機砷之稻米及鹿尾菜的攝取量必須降至目前的2%左右，但在以稻米為主食的飲食文化中，這種作法並不實際。

「肉類有害健康」、「魚和蔬菜有益健康」是正確的嗎？

「肉類有害健康！」、「不，適量的話是健康的」之類的話題很容易引起爭論。其實，要看是根據哪種指標做比較。比較方法之一是調查飲食習慣等差異造成了什麼程度的死亡風險（不分癌症或心臟病等任何死因）。

根據歐美以114萬人為對象進行數次研究的整合報告，得到攝取加工肉會提升死亡風險的結果（如下）。這裡的加工肉指的是香腸、培根、火腿等獸肉的鹽漬或燻製品。報告指出每天的攝取量越多，死亡風險也隨之提高。

同時也得到適度攝取非加工肉（生鮮肉類）能降低死亡風險的結果。廣田博士表示「造成這種風險差異的一個原因，可能在於加工肉通常含有較多的脂肪（飽和脂肪酸），若選擇脂肪

死亡風險與食用量的關係

圖左顯示一般認為有害健康的肉類，圖右顯示一般認為有益健康的蔬菜水果，折線圖則顯示死亡風險（縱軸）對應各食材每日攝取量（橫軸）的變化。縱軸是將死亡風險不變時定為1.0的相對值，色帶範圍則表示「信賴度」（95%信賴區間）。每張圖都是從數次追蹤調查數據予以整合分析的結果。

「加工紅肉」會提高死亡風險

結果之一顯示吃越多豬肉或牛肉等加工品死亡風險越高，與幾乎不吃相較，每天食用100g的加工肉會提高20%左右的死亡風險，食用200g則會提高35%左右。研究對象的年齡從17歲到87歲，追蹤調查期間為5～28年。

出處：《Public Health Nutrition》（Volume 19, Issue 5 April 2016, pp.893-905）

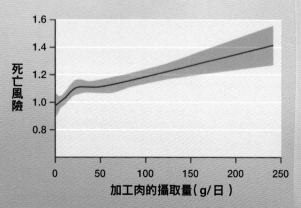

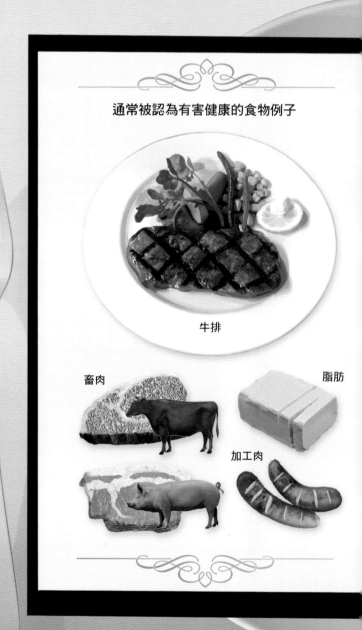

通常被認為有害健康的食物例子

牛排

畜肉

脂肪

加工肉

量較少的部位或許就沒問題了。」

重點在於任何食物都必須「適量」

根據同樣的報告，得到雞肉、魚、蔬菜、水果的攝取量越多，死亡風險越低的結果（如下），但並不是攝取越多越好，日本國立健康暨營養研究所的管理營養師古池直子表示：「重點在於食品『適量』攝取，否則整體的營養就會失去平衡，最後也談不上『有益健康』。」

世界衛生組織將「健康」定義為身體和心靈都處於安適的狀態。古池直子進一步表示，「除了罹患特定疾病與過敏體質的人，幾乎所有食物都沒有不好的，就連通常被視為壞東西的加工肉也是，與其忍著不吃而累積壓力，不如偶爾少量食用更能保持身心健康。」

 A 注意加工肉的風險，最重要的是依食品品項適量攝取。

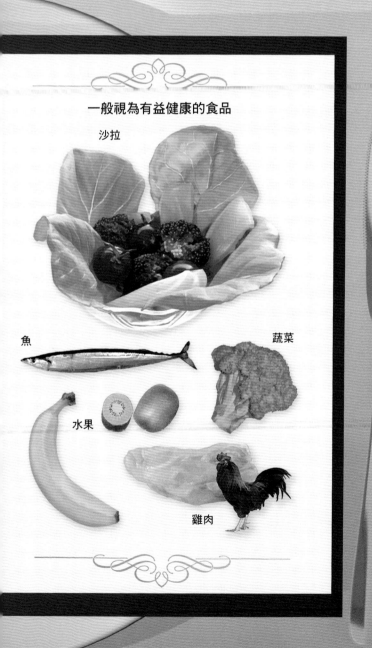

一般視為有益健康的食品

沙拉

魚

蔬菜

水果

雞肉

蔬菜、水果會降低死亡風險

報告指出大量攝取蔬果能降低死亡風險。每天攝取385～400g能降低25～30％左右的風險，報告中還指出，就算再攝取更多的量也無法繼續降低死亡風險。研究對象總計約83萬人，追蹤調查期間為4.6年～26年。

出處：《BMJ》（2014 Jul 29;349:g4490）

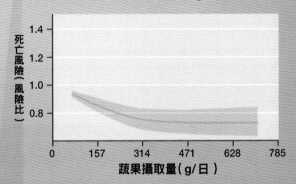

死亡風險（風險比）／蔬果攝取量（g/日）

吃魚會降低死亡風險

報告指出大量食用魚類能降低死亡風險，據報告評估，每天攝取60g能降低12％的風險。研究對象合計約67萬人。

出處：《European Journal of Clinical Nutrition》（Volume 70, pages 155–161, 2016）

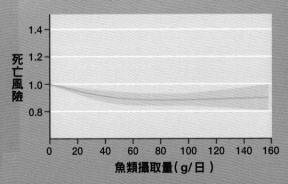

死亡風險／魚類攝取量（g/日）

Q 橄欖油是否真的有益身體健康？

「橄欖油有益健康」這件事最近受到大眾矚目，但橄欖油真的對身體好嗎？

脂肪酸是以元素的鍵結方式做分類

　　食用油脂主要由脂肪酸這種物質組成，碳、氫、氧呈鏈狀鍵結形成脂肪酸。脂肪酸大致上可分為飽和脂肪酸和不飽和脂肪酸2種（下表）。飽和脂肪酸與不飽和脂肪酸的差異就在

元素的鍵結方式，飽和脂肪酸中所有的碳原子之間都用1隻「手」連結（單鍵），構造穩定；而不飽和脂肪酸則有部分碳原子之間是用2隻「手」連結，稱為雙鍵。

　　不飽和脂肪酸中有包含1個雙鍵的，也有包含多個雙鍵的，前者稱為「單元不飽和脂肪酸」，後者稱為「多元不飽和脂肪酸」。

主要脂肪酸的構造

脂肪酸大致分為「飽和脂肪酸」和「不飽和脂肪酸」2種。含大量飽和脂肪酸的大部分是動物脂肪，在常溫下為固態；而含大量不飽和脂肪酸的植物油和魚油，在常溫下為液體。橄欖油中所含的油酸為單元不飽和脂肪酸，單元不飽和脂肪酸不會降低好膽固醇的濃度，只會降低壞膽固醇的濃度，因而備受矚目。

		碳數	碳與碳之間的雙鍵數	結構	名稱	內含的食品或食用油脂
脂肪酸	飽和脂肪酸	2	0	— COOH	醋酸	醋
		4	0	∿ COOH	酪酸	奶油、起司
		16	0	∿∿∿ COOH	棕櫚酸	肉、椰子油
		18	0	∿∿∿∿ COOH	硬脂酸	肉、可可脂
	不飽和脂肪酸	18	1	雙鍵 ∿∿∿ COOH	油酸	橄欖油、菜籽油等
		18	2	∿∿∿ COOH	亞麻油酸	大豆油、紅花籽油等
		18	3	∿∿∿ COOH	α-次亞麻油酸	紫蘇籽油、亞麻仁油等
		18	3	∿∿∿ COOH	γ-次亞麻油酸	月見草油等
		20	4	∿∿∿ COOH	花生四烯酸	肉、蛋、魚、肝油等
		20	5	∿∿∿ COOH	二十碳五烯酸（EPA）	魚油
		22	6	∿∿∿ COOH	二十二碳六烯酸（DHA）	魚油

（以日本農林水產省網站「反式脂肪酸相關資訊」為基礎製表）

只含一個雙鍵的脂肪酸備受矚目

　　飽和脂肪酸會使血液中膽固醇濃度上升，而不飽和脂肪酸則會使血液中膽固醇濃度下降；動物中含大量飽和脂肪酸，植物和魚類則含大量不飽和脂肪酸。一般常說「不光吃肉，還攝取大量蔬菜和魚類的人，不容易罹患生活習慣病」就是這個緣故。

　　但近年逐漸發現，不飽和脂肪酸中的多元不飽和脂肪會使血液中膽固醇濃度過度下降，超量攝取，不只是會導致生活習慣病的壞膽固醇，就連能預防生活習慣病的好膽固醇濃度也會下降，因此單元不飽和脂肪酸再度受到矚目，一般認為，此類脂肪酸不會使好膽固醇的濃度也降低。橄欖油的主要成分是「油酸」，屬於單元不飽和脂肪酸，因此橄欖油被視為有益身體健康的好油。

 橄欖油對身體有益。

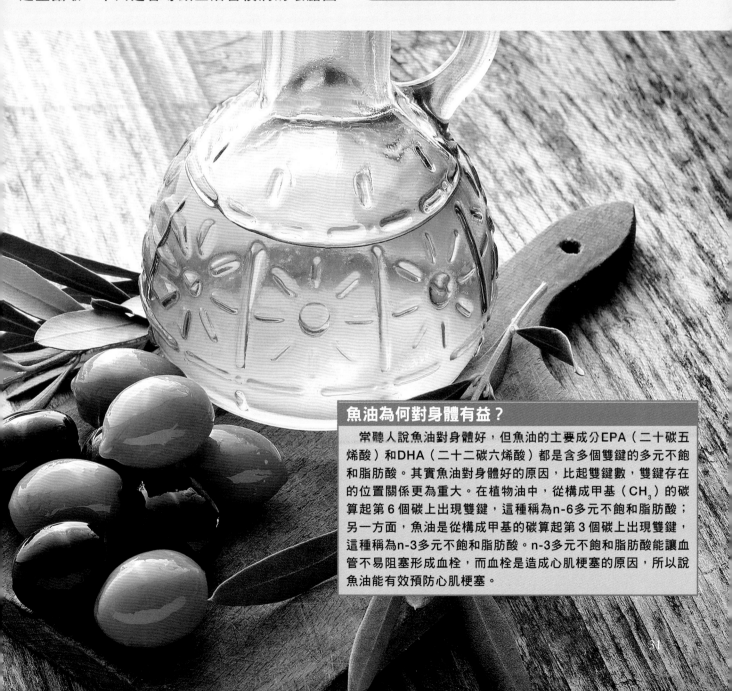

魚油為何對身體有益？

　　常聽人說魚油對身體好，但魚油的主要成分EPA（二十碳五烯酸）和DHA（二十二碳六烯酸）都是含多個雙鍵的多元不飽和脂肪酸。其實魚油對身體好的原因，比起雙鍵數，雙鍵存在的位置關係更為重大。在植物油中，從構成甲基（CH_3）的碳算起第6個碳上出現雙鍵，這種稱為n-6多元不飽和脂肪酸；另一方面，魚油是從構成甲基的碳算起第3個碳上出現雙鍵，這種稱為n-3多元不飽和脂肪酸。n-3多元不飽和脂肪酸能讓血管不易阻塞形成血栓，而血栓是造成心肌梗塞的原因，所以說魚油能有效預防心肌梗塞。

Q 光喝蔬菜汁能避免蔬菜攝取不足嗎？

　　每天過著忙碌的生活就會覺得自己做菜好麻煩，想靠外食或現成的便當打發，但只吃速食、拉麵、簡餐、飯糰這些快又方便的食物，又很容易導致蔬菜攝取不足。這時候就想到喝蔬菜汁來補充，期待能攝取到蔬菜中所含的維生素和礦物質。然而，靠蔬菜汁究竟能不能避免蔬菜攝取不足呢？

蔬菜中的膳食纖維極為重要

　　很可惜，光靠蔬菜汁應該無法避免蔬菜攝取不足，蔬菜固含有維生素、礦物質、多酚等營養素，但榨成汁後隨坊間品牌不同而含量各異，營養素不易均衡攝取。另外吃肝臟比吃蔬菜更能有效攝取到維生素。

　　再者，吃蔬菜另一個重大的好處是能攝取到膳食纖維，膳食纖維在體內無法消化，所以很少人將它視為營養素，但卻在體內扮演著重要的角色，例如攝取膳食纖維能抑制醣類和脂肪的吸收，避免熱量攝取過度。

　　一般說膳食纖維是零熱量，但到達大腸的膳食纖維會成為大腸腸道菌叢的食物，腸道菌叢則會產生脂肪酸和維生素，這些人體能夠吸收，所以膳食纖維也間接成為人類的營養來源。如果要喝蔬菜汁，選擇保留一定程度膳食纖維的食物似乎比較好。膳食纖維的建議攝取量，男性1天要20克以上，女性要18克以上，所以光喝蔬菜汁是不夠的。

（30～33頁撰文：今井明子）

蔬菜汁的成分
【 每包200毫升裝 】

熱量、營養素	含量
熱量	66大卡
蛋白質	0.8克
脂肪	0克
碳水化合物	16.2克
鈉	0～150毫克
醣質	15.4克
糖類	13.1克
膳食纖維	0.3～1.2克
相當於食鹽的量	0～0.4克
鉀	340毫克
鈣	0～28毫克
維生素A	0.37～1.3毫克
維生素C	35～140毫克
維生素K	0～0.013毫克
葉酸	0.001～0.012毫克
α－胡蘿蔔素	1.1～6.1毫克
β－胡蘿蔔素	3.9～12毫克

 A 光靠蔬菜汁無法避免蔬菜攝取不足。

不溶性膳食纖維

水溶性膳食纖維

膳食纖維的功用

膳食纖維在通過消化道時會發揮各種功用，對於促進身體健康極有助益。

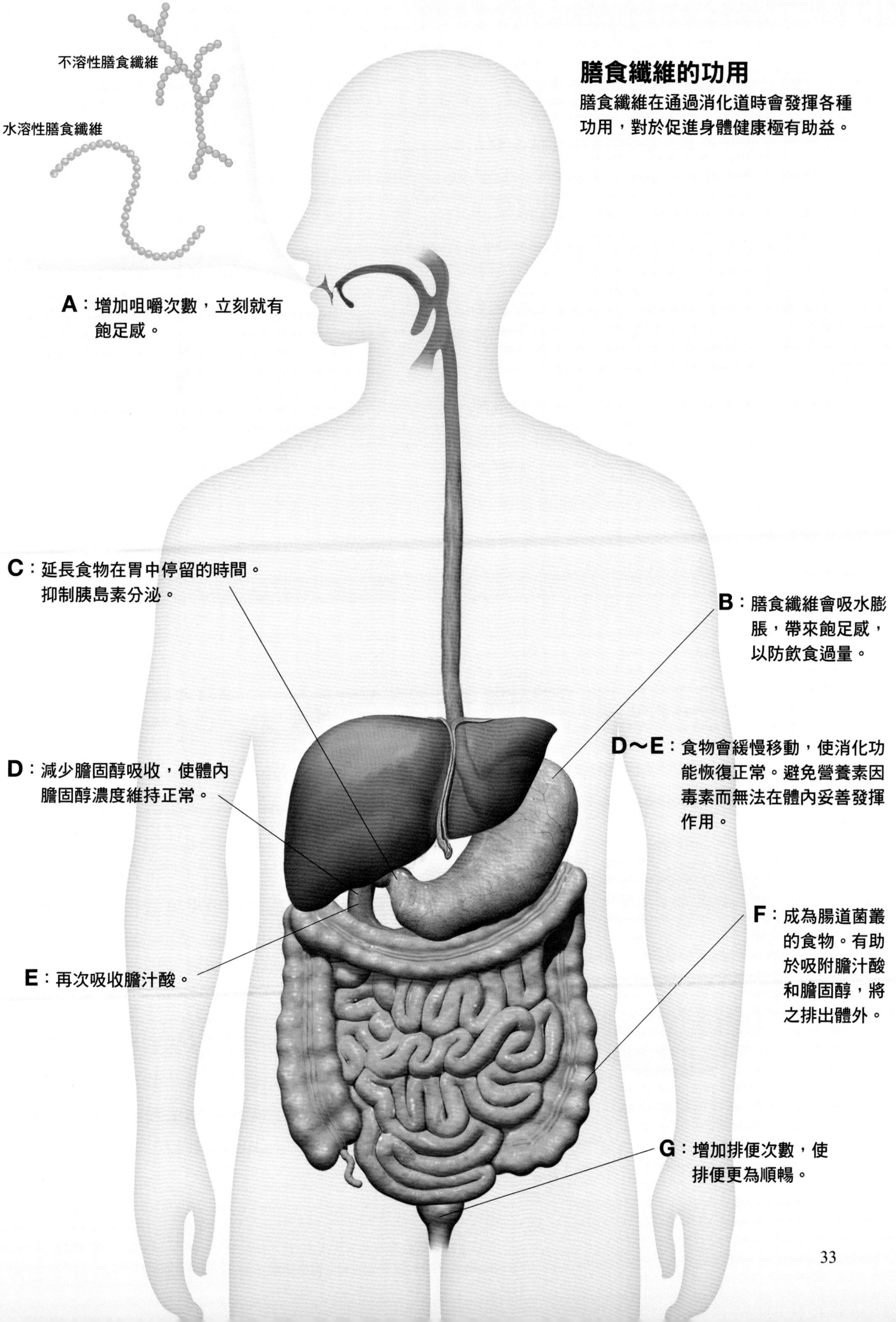

A：增加咀嚼次數，立刻就有飽足感。

C：延長食物在胃中停留的時間。抑制胰島素分泌。

B：膳食纖維會吸水膨脹，帶來飽足感，以防飲食過量。

D：減少膽固醇吸收，使體內膽固醇濃度維持正常。

D～E：食物會緩慢移動，使消化功能恢復正常。避免營養素因毒素而無法在體內妥善發揮作用。

E：再次吸收膽汁酸。

F：成為腸道菌叢的食物。有助於吸附膽汁酸和膽固醇，將之排出體外。

G：增加排便次數，使排便更為順暢。

「鹽分攝取過量」有什麼程度的風險？

就餐食含鹽量來看，天婦羅蕎麥麵1碗約6克，梅乾1顆約2克，比起西式飲食，日式飲食的鹽分含量有較多的傾向。根據醫學雜誌《BMJ Open》2013年刊載的報告（右圖），日本人的食鹽攝取量推估為平均1天12.4克，這個數值與全世界平均值（10.0克）相比多了2成以上，可說日本人的食鹽攝取量以全世界的角度來看是偏多的。

食鹽攝取過量被指出會增加高血壓的風險，根據研究，1天減少攝取3克的食鹽，血壓平均會下降1～4 mmHg。若日本人的血壓平均下降2 mmHg，則推估日本全國每年因中風或心疾等病症而死亡的人數（合計全年約30萬人）可減少3萬人左右。日本厚生勞動省在2015年修改每日食鹽建議攝取量（18歲以

上），男性從不超過9克降為不超過8克，女性從不超過7.5克降為不超過7克。世界衛生組織（WHO）對成人的食鹽建議攝取量為每日不超過5克，但幾乎沒有任何國家達標。

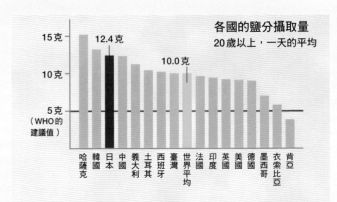

各國的鹽分攝取量
20歲以上，一天的平均

15克　12.4克　10.0克
10克
5克
（WHO的建議值）

哈薩克　韓國　日本　中國　義大利　土耳其　西班牙　臺灣　世界平均　法國　印度　英國　美國　德國　墨西哥　衣索比亞　肯亞

J. Powles *et al.* (2013) Global, regional and national sodium intakes in 1990 and 2010: a systematic analysis of 24 h urinary sodium excretion and dietary surveys worldwide, BMJ Open的各國鈉攝取量（2010年）換算成食鹽量。

「藍莓對改善眼睛疲勞有效」是真的嗎？

眼睛的「視網膜」
視網膜是貼附在眼球內側的薄碗狀構造，含有具感光分子的細胞。

視網膜
黃斑
背側
視神經
臉側
瞳孔部分

花青素的基本結構
以三個環狀結構為基本架構，顏色會依左側環上鍵結的分子種類而異。

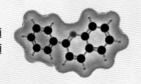

常有人說藍莓或野生種的山桑子「對眼睛好」，其中受到矚目的成分是紅、紫、藍色色素的統稱「花青素」（anthocyanidin）及其分子的片斷化產物，在山桑子裡含量特別豐富。但藍莓的花青素幾乎無法在腸道中吸收。

早在1960年代開始，就有報告指出藍莓萃取物或花青素有助於眼睛「視網膜」感光分子的合成，但僅僅是使用兔子等動物的實驗或探討，雖然也有報告確認人攝取後對眼睛有特定功效，但談不上是有適當比較對象的大規模實驗。在對人眼的有效性與安全性上，目前評為「尚未有充分可信賴的數據」[※]。

※：在日本國立健康暨營養研究所網站「『健康食品』的安全性、有效性訊息（https://hfnet.nibiohn.go.jp/）」中，搜尋物質或食品名稱可閱讀詳細資訊。

「多酚」可以抗老化嗎？

巧克力或咖啡等各式各樣商品的標籤上往往會跳出「多酚」（polyphenol）這個字眼。多酚是許多物質的統稱，在以苯環為代表的環狀分子結構上擁有數個「－OH」的部分（酚基）。「－OH」的部分容易被氧化，因此能代替細胞等被氧化（抗氧化作用），有抗老化效果的假設甚囂塵上。

最著名的當屬1990年代掀起風潮的「紅酒」，原料葡萄的果皮和種子含有「白藜蘆醇」（resveratrol）等多酚，但日本國立健康暨營養研究所評定抗老化效果及作為營養補給品的安全性為「找不到充分的數據」[※]。不只是多酚，「攝取具有抗氧化用的物質能在體內防止老化」之類的假設，都還在需要多次驗證的階段。

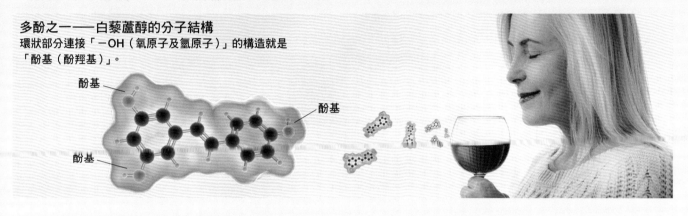

多酚之一——白藜蘆醇的分子結構
環狀部分連接「－OH（氧原子及氫原子）」的構造就是「酚基（酚羥基）」。

酚基

酚基

酚基

「功能性標示食品」與「特保」能治病嗎？

近年常看見的「功能性標示食品」，是指其中可望促進健康的性質或成分（功能性）有科學根據的食品，但國家（日本消費者廳）並不會審查這些科學根據，而是視為廠商應負的責任而允許販售。另一方面，「特定保健用食品（簡稱特保）」的安全性與有效性，國家會進行審查。

功能性標示食品、特保，加上補給一定範圍分量的維生素、礦物質、n-3脂肪酸的「營養功能食品」，三者合稱「保健功能食品」。千葉博士表示「不符合這三者的一般所謂健康食品沒有明確的定義，安全性和效果也不明。」

保健功能食品似乎應該有改善疾病等的效果，但每一種都不是用來治療疾病的「藥物」，保健功能食品並不能治療疾病。千葉博士提醒「要同時服用藥物及保健功能食品時，建議先向醫師或藥劑師詢問後再服用，因為可能有降低藥效，甚至增強副作用的疑慮。」

一般食品　健康食品

保健功能食品

功能性標示食品

特定保健用食品

一般所謂的健康食品

營養功能食品

藥品：已證實能促進健康的物質

該如何聰明面對食品與健康的資訊？

與食品和健康相關的資訊多如繁星，這篇報導不可能完全介紹所有的食材與成分，因此向專家請教，在判斷各種資訊真偽與可信度時有沒有可靠的訣竅與方法。

注意強調「人數」的廣告

膠原蛋白或葡萄糖胺等一般典型健康食品，常可在廣告或宣傳中見到「有〇%（高比例）的人感受到效果！」之類的說法，必須特別小心。日本東京大學研究所藥學系研究科的客座副教授，同時也以醫療統計專家身分進行健康科學相關共同研究的五十嵐中博士表示：「在以團體為對象的流行病學中，光憑『服用後產生效果的人占%』這項事實，無法判斷是否可歸因於那種健康食品，廣告『濫用』了這項事實。」

基本上，「能治療疾病」而非「使人不容易生病」的食品幾乎不存在，五十嵐博士指出「假如存在，這種食品應該已經成為藥品，或是正在進行當成藥品使用的研究。」

廣告中有時也會說明功效的原理，這些究竟有沒有可信度，重點是從腸胃消化、吸收的機

各種研究方法之科學證據的強度

圖示將科學證據的強度畫成如海底火山的高度，從最有力的證據「整合分析」到「病例報告」是人體上的證據，以下則是「專家的意見」等，最後是「動物實驗」及「細胞與分子實驗」位於最底端。雖然某項訊息並不見得會涵蓋所有階段的證據，但原則上要有位於下方的證據，才能得到上方的證據。

整合分析
此方法為蒐集同一主題的多個研究，以統計整合結果得出一個結論。在以人為最小單位的流行病學中，能得到最高可信度的結果。

基礎研究
細胞及分子實驗或動物實驗，都是將人（人體）視為最大尺寸的研究對象。這些成果也對人類健康提供了貢獻，因此不容輕忽。

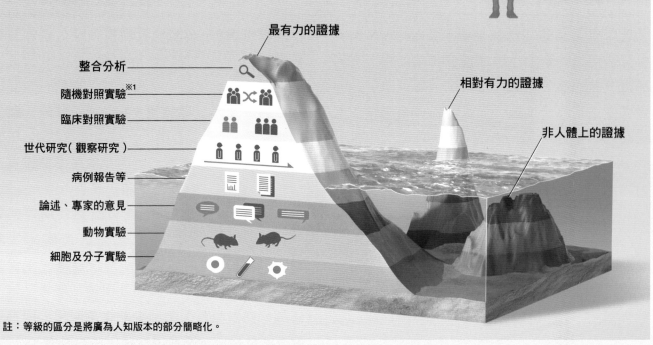

最有力的證據

整合分析

隨機對照實驗[※1]

臨床對照實驗

世代研究（觀察研究）

病例報告等

論述、專家的意見

動物實驗

細胞及分子實驗

相對有力的證據

非人體上的證據

註：等級的區分是將廣為人知版本的部分簡略化。

※1：臨床對照實驗中的隨機對照實驗，是將人隨機分成服藥組與非服藥組進行研究，避免群組中因患者性別與生活習慣等過度集中而影響結果。

制等原理來質疑。有時也會把原理過度單純化而造成謬誤，必須小心。

在健康食品的廣告中，若是表示可治癒原本需要醫師診斷治療的疾病，本來就有違法的可能。五十嵐博士指出，「若因為飲食有預防疾病的效果，就認為飲食能治療疾病或是具有藥品一般的效果，這種想法是不對的。」

注意「科學性證據的強度」

在面對「常吃○○能降低死亡率」之類的消息時，推估這個證據「強度」的思考方式能派上用場。科學證據的強度有等級之分，一般為人所知的名稱是「證據等級」。

只有細胞或分子層級的實驗結果乃至動物實驗結果不算有力的證據，不過細胞或分子實驗本來就是判明體內真實的機制，是有意義且十分科學的。

較有力的證據是事先分成服藥組與非服藥組再比較效果的「臨床對照實驗」，或是將數次實驗結果以數學方式整合的「整合分析」。在評量難以事先分組的生活習慣時，一般來說會採用追蹤調查群體以觀察生活習慣有無影響的「世代研究」。

五十嵐博士將證據強度比喻為「海底火山」（左頁圖），他認為「圖中形如『高海底火山』的食品或成分，只一小部分具人體上的充分證據，有很多甚至是『高度連海面都不到的火山』（不具人體上的證據）。另外，想要到達山頂（得到有力的證據），在出了海面後才是辛苦的開始。」

對健康是好是壞都要看「量」

【給知性讀者的參考資料】
◇書籍
《健康新知都是對的嗎？》（松永和紀，2007）
《基準值的原理》（村上道夫、永井孝志、小野恭子、岸本充生，2014）
《佐佐木敏的數據營養學建言》（佐佐木敏，2018）
《科學實證最強飲食：UCLA博士醫生的世界級研究數據，14天改變你的身體！》（津川友介，2018）
◇網路上的公開資訊（皆為日文）
「健康食品」之安全有效性的資訊
　　https://hfnet.nibiohn.go.jp/
食品安全委員會風險資訊
　　http://www.fsc.go.jp/hazard/
功能性標性食品的申請資訊搜尋
　　https://www.fld.caa.go.jp/caaks/cssc01/

就如同在丙烯醯胺或砷等例子中看到的，面對「××有害健康」這樣的資訊時，「量」的觀點非常重要，也就是要試著去思考「事實上真的會攝取到那麼多××嗎？」。廣田博士提醒我們：「只注意成分而無視分量，然後採取極端的解釋，這種思考方式正四處氾濫。」

面對「對身體好的○○」時，「量」的觀點也是必要的。例如以營養補給品形式攝取過多單一成分時，可能對身體產生不良的影響。

我們在聽到「對身體不好」的東西時，很容易理解成「只吃到一點點也有害健康，也很危險」；反過來說，聽到「對身體好」的東西時，很容易理解成「無論吃多少都對身體好，都無所謂」，但這都是不對的。日本內閣府食品安全委員會的資料中有這麼一句話[2]。「任何物質都不『安全』，沒有『安全的物質』，只有『安全的量』。」

食品也可說是「一堆還不清楚對身體有什麼影響的東西」，為了分散風險，最後還是會回到「均衡攝取各式各樣的食物」這樣理所當然的結論。　　　　　　　　🪐

※2：出自日本內閣府食品安全委員會事務局的資料「更深入了解食品添加物」（http://www.fsc.go.jp/fsciis/attachedFile/download?retrievalId=kai20161024ik1&fileId=1）。

咖啡對身體好還是不好？

消除睡意的原理以及與疾病的關係

自15世紀葉門「發明」咖啡以來，如今全世界隨處都有人在飲用，同時應該有不少人著迷於咖啡的那股芳香及苦味吧？然則，從來咖啡就一直伴隨著有礙健康的疑慮，許多婦女在懷孕時會減少咖啡攝取，而另一方面，也有研究結果指出喝咖啡的人不容易罹患糖尿病或肝癌。咖啡對身體究竟是好是壞？下面就來介紹咖啡科學，讓你於正確了解之餘能開心享用咖啡。

監修：且部幸博 日本滋賀醫科大學微生物感染病學部門助理教授

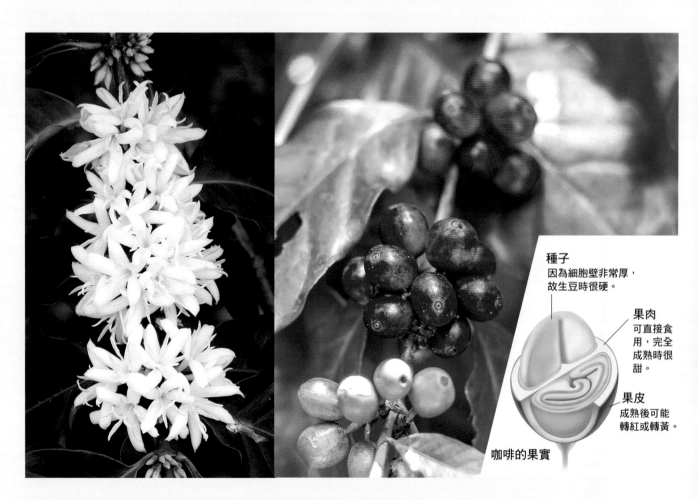

種子
因為細胞壁非常厚，故生豆時很硬。

果肉
可直接食用，完全成熟時很甜。

果皮
成熟後可能轉紅或轉黃

咖啡的果實

咖啡樹在葉子的基部會開出球狀的白花，並結成紅色的果實。每個果實中通常有2顆種子，就是咖啡的「生豆」。

你一天喝幾杯咖啡呢？可能有人會擔心自己喝過量，也可能有人會選擇喝低因咖啡（去咖啡因）。咖啡對身體好還是不好？在回答這個自古以來的大哉問之前，先來看看咖啡究竟是什麼東西。

咖啡豆不是「豆」

咖啡是茜草科咖啡屬的植物，種植於接近赤道的熱帶、亞熱帶之高海拔地區。葉子兩兩對生，在葉片基部會結出團狀的花和果實（左頁照片），白花凋謝後再過8～11個月就可以採收完全成熟的果實。大部分的果實內都有2顆種子，種子內部就是所謂的咖啡生豆（生的咖啡豆）。雖然叫做豆，但不是紅豆、黃豆的那種「豆」（沒有胚乳※的種子），反而跟柿子和蘋果的種子（有胚乳的種子）是同類。

咖啡屬包括125種植物，其中我們用來製造咖啡的只有2到3種左右，當中與人類相伴最久的是「阿拉比卡種」（學名：*Coffea arabica*，右上圖）。

阿拉比卡種包含好幾種特徵各異的品種，種植地遍布全世界。根據栽種國家或地區而給予「摩卡」、「藍山」等品牌名稱。摩卡之名來自過去曾經存在於葉門的摩卡港，是史上第一個大規模出口咖啡的地方。在摩卡港廢棄之後的現在，將衣索比亞和葉門生產的咖啡稱為摩卡咖啡。藍山則是指栽種在牙買加藍山山脈高地的咖啡，因迷人的香氣而備受好評。

這些品牌的差異，以綠茶來比喻就如同「宇治茶」和「靜岡茶」的差異一樣，因為同為阿拉比卡種，所以基本成分幾乎沒什麼不同，但

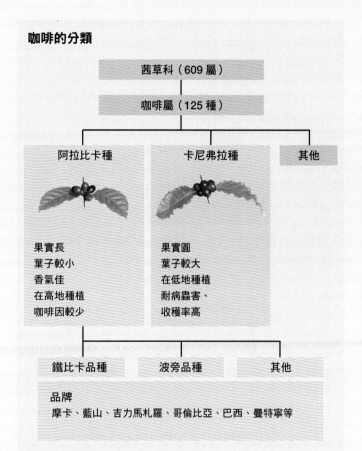

咖啡的分類

有125種植物屬於茜草科咖啡屬，其中「阿拉比卡種」（小果咖啡）和「卡尼弗拉種（中果咖啡）可製成咖啡飲用。歷史悠久、香氣較佳的是阿拉比卡種。

栽種的環境，或是將果肉從果實上去除的「精製法」，會因品牌不同，而產生微小的成分差異，這種差異又關係到風味和香氣的不同。

栽種量僅次於阿拉比卡種的是「卡尼弗拉種」（學名：*Coffea canephora*），以「羅布斯塔」這個通稱廣為人知。從19世紀末才開始栽培，是咖啡界的「新面孔」。風味和香氣都遜於阿拉比卡種，但較耐病蟲害，也能在比較低海拔的地方種植，所以價格便宜。另外它的成分和阿拉比卡種不同，苦味稍重，所以想展現出咖啡的風味層次時會與阿拉比卡種混合使

※：種子發芽時使用的養分，柿籽等種子中可見的白色部分。

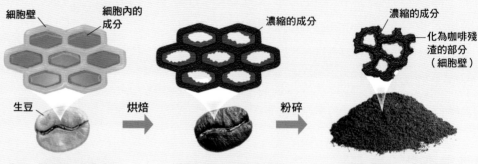

成分在焙烘後濃縮
咖啡豆在烘焙、磨碎成粉末後，濃縮的咖啡成分會出現在粉末表面。這些成分接觸到熱水後溶入其中，就成了我們所喝的咖啡。

細胞壁　　細胞內的成分

濃縮的成分

濃縮的成分
化為咖啡殘渣的部分（細胞壁）

生豆　　烘焙　　粉碎

油脂、蛋白質、咖啡因等成分混在細胞內。

烘焙之後，細胞中的成分發生化學反應，集中到細胞壁內側。

咖啡豆磨成粉末之後，細胞壁內側會在表面露出。

用。

以傳教士的提神藥之名而廣為流傳

據說最早提到咖啡的書籍是10世紀的作品，當時似乎是作為藥物來使用。而我們現在所飲用的咖啡原型出現在15世紀中葉，於葉門的伊斯蘭教徒間廣為流傳，用以驅除睡意、振奮精神，但這時是連著果皮和果肉一同乾燥水煮；僅使用生豆的形式開始廣傳是在17世紀，當時咖啡在歐洲十分風行。

能驅除睡意、振奮精神的咖啡在戰時極為珍貴，第一次世界大戰時即溶咖啡在美國問世，將從咖啡豆沖泡出的咖啡乾燥製成，只要注入熱水就能輕鬆喝到咖啡。另外，第二次世界大戰時因為美國國內的咖啡不足，所以想出了用少量咖啡豆的節省喝法，這種沖淡的咖啡稱為「美式咖啡」。

烘焙之後細胞內的成分會產生化學變化

喝咖啡之前要先烘焙咖啡豆，烘焙是指在高溫（180～250℃）中一邊乾燥一邊加熱，依照烘焙的程度可分為「淺焙」、「中焙」、「深焙」等。生豆會因烘焙而失去水分，細胞中的醣類和胺基酸等產生化學變化，這些成分會和油脂及咖啡因一起濃縮，貼附在細胞壁內側（上圖）。將烘焙過的咖啡豆磨碎成大小均勻的顆粒（研磨），就會有更多濃縮的成分出現在顆粒表面。這些顆粒接觸到熱水，成分會溶入其中，完成一杯咖啡。另外，烘焙的過程中，咖啡的風味和香氣時時刻刻都在變化（42頁下圖），看出烘焙的最佳時間點，且催生每一顆咖啡豆所擁有的風味與香氣，就是稱為「烘豆師」的專家手腕高明之處。

該如何讓咖啡成分溶在熱水裡，隨著咖啡的傳播而發展出各式各樣的方法（右頁圖）。最古老的方法就是水煮，將烘焙並磨細的咖啡粉和熱水及砂糖一起放在小鍋子裡煮。隨著時間的流逝，愛好者研發出「咖啡與熱水混合過濾法」及「熱水通過咖啡法」。混合過濾法也稱為「浸泡式」，方法之一是使用「法式濾壓壺」，在日本這是大家所熟悉的泡紅茶工具，但其實原本是用來泡咖啡的。在沖泡時還能欣賞過程的「塞風壺」也是浸泡式的一種。

沖泡咖啡的各種方法

將咖啡成分溶入熱水中的方法隨著時代的變遷而改變，人們想出許許多多沖泡的方法。最古老的是熱水水煮，之後誕生了先將咖啡粉與熱水混合後再過濾飲用的方法（法式濾壓壺及塞風壺），以及將熱水通過咖啡粉的方法（濾泡及義式濃縮）。

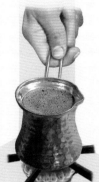

1. 水煮

土耳其咖啡

最古老的飲用方法。將磨成細粉的咖啡豆和熱水一起放在小鍋子裡煮沸，注入容器後飲用上層澄清的咖啡。

2. 混合過濾

法式濾壓壺

先將粗研磨的咖啡粉與熱水混合，再以濾網過濾的飲用方式。右圖是名為「法式濾壓壺」的器具，由於在法國大為流行而得名。

3. 熱水通過

濾泡

從研磨好的咖啡粉上方注入熱水，飲用萃取液。

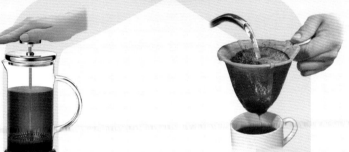

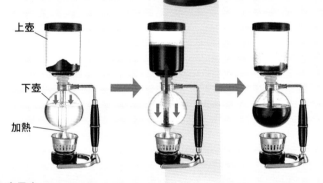

上壺
下壺
加熱

塞風壺

將裝水的下壺加熱後，從上方插入裝咖啡粉的上壺，下壺內會產生蒸氣，擠壓熱水（藍色箭頭）使其通過管子往上壺移動（紅色箭頭）。在上壺中咖啡粉與熱水混合，當下壺冷卻後，內部壓力下降，只有萃取液往下移動，咖啡粉經濾網濾除。

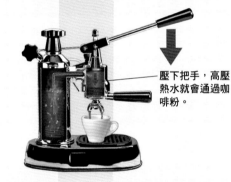

壓下把手，高壓熱水就會通過咖啡粉。

義式濃縮

從細研磨的咖啡粉上方以高壓注入熱水，飲用萃取液。由於熱水通過時壓力非常大，所以能在短時間內有效率地萃取出咖啡豆成分的濃縮萃取液。

　　熱水通過法的代表性方式為「濾泡式」，在日本廣為人知。另一方面，使用機器讓熱水在9大氣壓的高壓下通過咖啡粉的方法稱為「義式濃縮」，在義大利這是最普遍的方式。

咖啡有害論自古即有

　　如今世界各處角落都有人在喝咖啡，並也帶來咖啡是否有害健康的疑慮，其實這種疑慮並不是今天才開始，17世紀的英國人就曾擔心咖啡是否會使出生率降低；18世紀的瑞典國王古斯塔夫三世，甚至為了證明咖啡有害而進行人體實驗（未獲證實）；19世紀末以穀物製成用

來取代咖啡的咖啡替代品，曾在美國掀起一陣熱潮。

1819年發現，咖啡之所以能驅除睡意、振奮精神，作用來自其中所含的「咖啡因」（caffeine）。德國化學家龍格（Friedlieb Ferdinand Runge，1794～1867）成功地從咖啡豆中分離出咖啡因。

咖啡中含數百種成分，咖啡因即是其中之一，為一種含氮化合物（生物鹼）。不只存在於種子，葉片中也有。咖啡因能藉由滲入土壤以阻礙其他植物的生長，對部分昆蟲和蛞蝓等生物也具毒性。

咖啡因也是喝咖啡時感到尖銳苦味的來源，但這只占咖啡苦味的1到3成，其他幾乎都來自「綠原酸」（chlorogenic acid，CGA）。另外，烘焙前後含量幾乎沒有變化，也是咖啡因的特色之一（下圖）。

與產生睡意的物質形狀非常相似

在各式各樣的實驗中，咖啡因能驅除睡意、提高專注力已獲證實，其中之一是2006年發表在美國內科學會學術雜誌上的研究，以夜間開車的司機為對象。實驗中分為飲用含咖啡因的咖啡、飲用不含咖啡因的咖啡，以及小睡30分鐘的組別，然後調查駕駛的精確度。從結果得知，飲用咖啡而攝取了200毫克咖啡因的組別，專注力高於小睡30分鐘以上的組別。

咖啡因是如何驅除睡意、提高專注力的呢？

因烘焙而變化的深邃風味與濃郁香氣

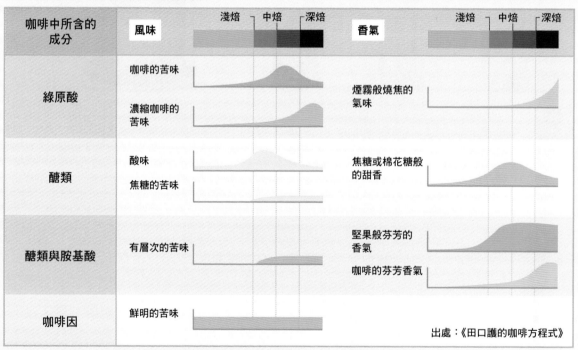

綠原酸、醣類、胺基酸、咖啡因是咖啡中的代表性成分，創造出的風味與香氣會因烘焙而產生何種變化如上表所示。舉例來說，咖啡的酸味由醣類產生，當烘焙超過中焙時就會失去酸味。另外咖啡因占咖啡苦味的1到3成，幾乎不會因烘焙而產生變化。

在腦中有所謂「抑制性神經元」(inhibitory interneuron) 存在，能抑制其他神經元活動 (右頁圖)。這種神經元表面有接收「多巴胺」(dopamine) 這種物質的「多巴胺受體」，以及接收「腺苷」這種物質的「腺苷受體」(adenosine receptor)，各個受體與哪種物質結合，會決定抑制性神經元的作用方式。

清醒時多巴胺很活躍，使我們不會想睡覺。與頭腦清醒機制相關的抑制性神經元受體在和多巴胺結合後，會使抑制性神經元發揮不了作用，令人保持清醒。另一方面，身體疲憊的時候會分泌腺苷，腺苷與抑制性神經元的受體結合，阻礙了多巴胺的作用，從而使得抑制性神經元開始工作，令我們產生睡意。

喝了咖啡之後又會如何呢？事實上，咖啡中所含的咖啡因與腺苷的形狀非常類似，而且更容易與腺苷受體結合，咖啡因搶先結合會阻礙腺苷，也就是使「抑制性神經元受到抑制」，最後避免了睡意產生、提高了專注力。

其實腺苷不只在腦內，也會在身體各處產生作用，主要任務是調節全身血管的擴張與收縮。以腎臟為例，平常腺苷會使血管收縮，而咖啡因對腎臟的作用與腺苷相反，會使血管擴張，如此一來，通往腎臟的血流增加，因而產生大量尿液。喝咖啡容易尿急就是這個原因。

咖啡因會到達腦部驅除睡意，也會對全身的血管產生作用，這些可以視為是咖啡因好的一面，但另一方面，飲用過量也可能對身體帶來

咖啡因在腦內作用的原理

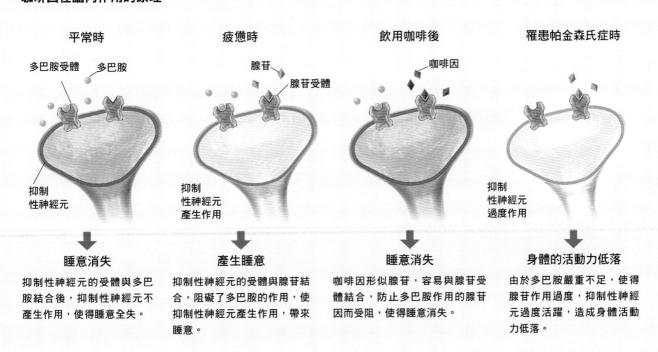

平常時 　　　　　　疲憊時 　　　　　　飲用咖啡後 　　　　　　罹患帕金森氏症時

多巴胺受體　多巴胺 　　　　腺苷　腺苷受體 　　　　　咖啡因

抑制性神經元 　　　抑制性神經元產生作用 　　　　　　　　　　抑制性神經元過度作用

睡意消失
抑制性神經元的受體與多巴胺結合後，抑制性神經元不產生作用，使得睡意全失。

產生睡意
抑制性神經元的受體與腺苷結合，阻礙了多巴胺的作用，使抑制性神經元產生作用，帶來睡意。

睡意消失
咖啡因形似腺苷，容易與腺苷受體結合，防止多巴胺作用的腺苷因而受阻，使得睡意消失。

身體的活動力低落
由於多巴胺嚴重不足，使得腺苷作用過度，抑制性神經元過度活躍，造成身體活動力低落。

圖中顯示咖啡因驅除睡意的原理。上面提到的帕金森氏症，是一種多巴胺嚴重不足，使得身體活動力低落的疾病。

不良的影響。

咖啡有無飲用量上限呢？

一口氣攝取大量咖啡因，會造成焦慮、失眠、手腳顫抖、心悸、胸口灼熱等症狀，稱為「咖啡因中毒」，嚴重時還可能致死。

或許一口氣不容易喝下大量的咖啡，但市面上常可見到含咖啡因的甜味飲料和咖啡因錠，導致中毒的人也增加了。每天都會大量攝取含咖啡因飲料的人，如果一陣子不喝，可能會引發頭痛和疲勞感，這稱為「咖啡因戒斷症候群」（caffeine withdrawal syndrome）。如同上述攝取咖啡因也會出現「壞處」。

那麼，究竟咖啡因不超過多少，才算沒問題呢？咖啡中的咖啡因含量有各式各樣的數據看法，這裡介紹歐洲食品安全局（EFSA）提供的數字（下圖）。根據資料，濾泡式咖啡一杯

（200毫升）約含90毫克的咖啡因，濃縮咖啡一杯（60毫升）含80毫克，而被稱為「能量飲料」的含咖啡因飲品（250毫升），咖啡因的含量和濃縮咖啡差不多。

同樣是來自歐洲食品安全局的資訊，未懷孕的健康成人一次攝取的咖啡因不超過200毫克（濾泡式咖啡2.2杯）應不至於造成問題。但也指出，睡前攝取的咖啡因超過100毫克，可能會出現失眠的症狀。再者，全天所攝取的咖啡因總量不超過400毫克（濾泡式咖啡4.4杯）理應在安全範圍。當然，究竟多少算適量，應是因人而異，也有人只喝一杯濾泡式咖啡就感到不適，必須特別注意。

目前已知，懷孕時分解咖啡因的能力會暫時降低，因此即使攝取量和懷孕前相同，也會停留在體內更長的時間。還有胎兒無法分解咖啡因。另外，有調查結果顯示，孕婦每天攝取的咖啡因，持續超過500毫克（濾泡式咖啡5.5杯），會使流產的風險升高。

綜合上述，歐洲食品安全局認為，孕婦一天攝取的咖啡因總量若在200毫克（濾泡式咖啡2.2杯）以下，不至於產生問題。

當然，這裡介紹的每項數據都不可能100%適用於每個人，若有疑慮應向專家諮詢。

治療帕金森氏症的線索

每天持續喝咖啡，長年下來對健康會有怎樣的影響呢？研究者曾以「世代研究」的方法調查咖啡與健康的關係。這種研究以數萬人為對象，且以橫跨數十年的時間追蹤其影響。即使每個人身上產生的影響各不相同，只要長時間

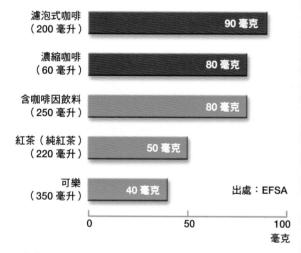

飲料中的咖啡因含量

濾泡式咖啡（200毫升）　90毫克
濃縮咖啡（60毫升）　80毫克
含咖啡因飲料（250毫升）　80毫克
紅茶（純紅茶）（220毫升）　50毫克
可樂（350毫升）　40毫克

出處：EFSA

0　　　　50　　　　100
毫克

這裡列出飲料中的咖啡因含量，濾泡式咖啡1杯含90毫克的咖啡因。雖然未列於此，但煎茶1杯（150毫升）約含30毫克。

調查的人數夠多，就能掌握某種趨勢。

調查咖啡對健康影響的世代研究興起，肇始於2002年在荷蘭發表的一項調查結果，研究先紀錄約1萬7000千名男女的咖啡飲用量，再調查往後7年的疾病史，結果得出「1天喝不到2杯咖啡的人，罹患第二型糖尿病的風險是1天喝超過7杯咖啡的人的一倍」。所謂第二型糖尿病，並非由遺傳因素，而是由生活習慣所引發的，若出現高血糖又未善加控制，就會發病。咖啡究竟如何抑制第二型糖尿病，詳情還不清楚，但有一說，認為關鍵在於咖啡中所含的「綠原酸」。

藉由同樣的方法，世界各地紛紛得到這樣的結果：常喝咖啡的人較不容易罹患心血管疾病和肝癌。血管堵塞等原因引發的心臟病、中風等疾病，統稱心血管疾病。但這項研究也發現，喝越多咖啡的人越容易罹患膀胱癌。這些疾病跟咖啡之間的關係，目前還不清楚。

必須注意的點是，即使今後每天喝大量的咖啡，仍然可能得到第二型糖尿病或肝癌。會不會罹患這些疾病，並非單單取決於咖啡的飲用量。

另一方面，部分疾病和咖啡的關係也得到釐清，就是「帕金森氏症」。這是由於腦內抑制性神經元過度活化所引起的疾病（43頁圖）。帕金森氏症患者腦內多巴胺的量極為稀少，造成腺苷作用過度。讓患者攝取咖啡因，以取代腺苷與抑制性神經元結合，能抑制其作用，使症狀得到緩和。現在已將與咖啡因具有相同效用的物質作為藥物使用。

其他的研究中，不論死亡原因，只比較死亡

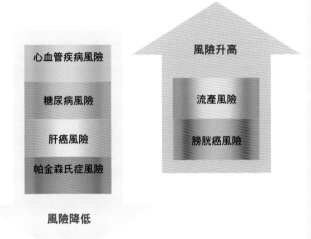

風險提高與風險降低的項目

心血管疾病風險
糖尿病風險
肝癌風險
帕金森氏症風險

風險升高
流產風險
膀胱癌風險

風險降低

飲用咖啡分別會降低（左）與升高（右）的疾病風險。此外也證實咖啡有紓解壓力及降低死亡率的效果。

率與咖啡飲用量，均顯示咖啡能降低死亡率，而無論哪項研究，結果都顯示每天飲用大約4杯咖啡的人死亡率最低，飲用量較多或較少，死亡率都會上升。

壓力可能導致各種疾病，而咖啡則能緩和該壓力。即使飲用無咖啡因咖啡也一樣有效果，由此情況來看，可能是咖啡因以外的成分舒緩了身心。呼聲極高的候選者是咖啡的香氣，咖啡中含有近1000種的芳香成分，或許是這些成分產生了舒緩身心的效果。

嗅聞咖啡香能使身心放鬆，喝咖啡能驅除睡意打起精神，這些都是人們自古以來親身體驗的咖啡功效。只要留意飲用量，心情愉快地享用咖啡，才是對身體最好的。　　　　🪐

（撰文：小野寺佑紀）

基因編輯食品，即將上桌？

不受控的基因改造技術會改變食品的未來嗎？

「基因編輯技術」可隨意改寫生命的藍圖「基因」，如今正盛行將這種技術用於育種，進行有效的食品開發。可能早在2019年夏天，基因編輯食品就已經上了餐桌。基因編輯究竟是一種怎樣的技術呢？

協助：石井哲也 日本北海道大學安全衛生本部教授

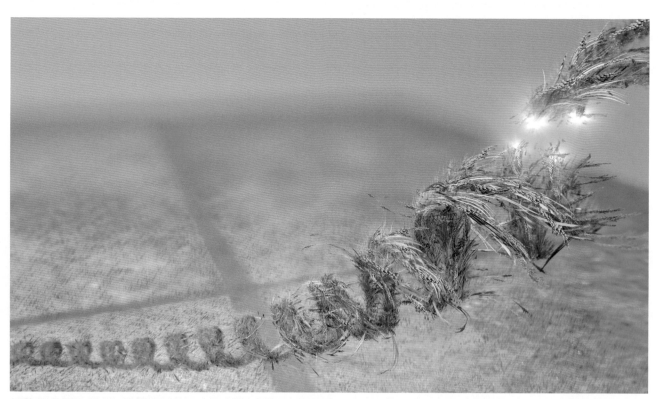

經基因編輯的稻米，模擬其DNA（去氧核糖核酸）雙螺旋結構的想像圖。供作食材的動植物，它們身上每個細胞都藏有DNA，DNA上面記載著遺傳訊息「基因」（即DNA四種字母 A、T、G、C的排列，參考右頁圖）。

切斷DNA的「剪刀」

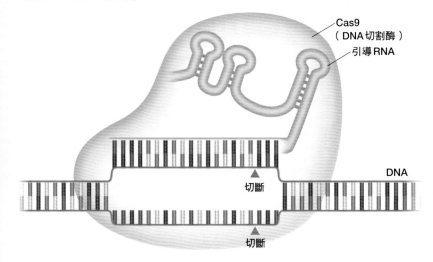

Cas9（DNA切割酶）
引導RNA
切斷
切斷
DNA

左圖是類似剪刀可切斷DNA的CRISPR-Cas9，由蛋白質（酶）「Cas9」與「引導RNA」所組成，Cas9可切斷DNA，引導RNA可辨識特定DNA序列。引導RNA設計成能與DNA的特定序列結合，待完全結合之後，Cas9蛋白質便將DNA切斷。也就是CRISPR-Cas9會以RNA為導航，引導至欲切斷處。

一言以蔽之，「基因編輯」就是在想要的地方切斷基因，進行改造的技術。DNA由A、T、G、C四種字母（鹼基）相連組成，兩條DNA的A與T、G與C相互結合，形成雙螺旋結構。

A、T、G、C字母的排列，寫出構成生物體各式各樣蛋白質的製造手冊（基因）；從這許許多多的字母中找出唯一1個地方切斷，就是基因編輯。切斷用的「剪刀」則從生物細胞的外部送進去，「CRISPR-Cas9（上圖）」既便宜又容易使用，是廣泛用於研究的剪刀。

將基因編輯用於育種時，可使製造蛋白質的指令失效，進一步改變食材的性質。目前，日本國內正在進行各種生物的育種，例如產量高的稻米、不容易引起食物中毒的馬鈴薯、耐存放的番茄、肥美的真鯛等。

更快速且正確的育種

在食品的育種方法中還有被稱為「基因改造」的技術，基因編輯技術與基因改造技術有什麼不同呢？

在製造基因改造食品時，是在基礎生物中插入其他生物的基因，而基因編輯食品則是將基礎生物的基因切斷使基因失效※。另外已知使用基因編輯的育種速度比基因改造更快速、正確性也更高，但也可能出現失誤，使非目標基因失效（脫靶效應，off-target effect）。

需要適切的風險評估與食品標示

據說日本的基因編輯食品可能早在2019年夏天就出現在餐桌上

了。日本厚生勞動省於2019年3月決定，只要提出申請，可允許部分使用基因編輯技術開發的食品販售。

但若基因編輯食品開始流通，應該會有很多人擔心安全問題吧。日本北海道大學的石井哲也教授表示，在日本就連已經流通的基因改造食品也不太能被接受，他認為「就算告訴消費者很安全，他們還是無法信賴，仍然會感到不安。」基因編輯食品首先需要的就是進行統一的風險評估，他也進一步指出「若在提供給消費者時，能有適切的標示，或許消費者就能安心食用。」基因編輯是劃時代的技術，能提高食材的附加價值，希望能在販售上施以縝密的對策，以博取消費者的信賴。

🪐

※：更確切地說，是指切斷2條DNA鏈之後，在基因中插入鹼基，或是讓基因保持鹼基缺損的狀態，即使啟動細胞內的修復機制，也無法完全恢復切斷的部分。

2

正確了解
營養素！

協助　山田和彥／上西一弘／松石昌典／木村 凡／平子 誠／小林榮治／佐佐木啟介

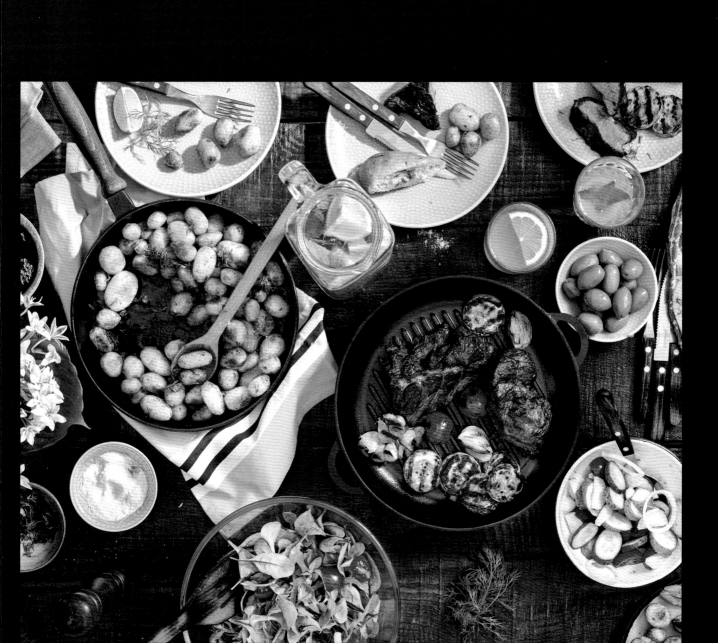

營養素可分為
五大類

　　我們每天所吃的米、麵包、肉類、魚類、油類、蔬菜、水果、乳製品，這些食材都含有「營養素」（nutrient）。

　　營養素可大致分為「碳水化合物」、「蛋白質」、「脂肪」、「維生素」、「礦物質」，稱為「五大營養素」，其中碳水化合物、蛋白質、脂肪又特別稱為「三大營養素」。食物中所含營養素的種類和比例會因食材而異。

　　營養素是維持生命所不可或缺的要件，各種營養素在哪些食物中含量較高，又各自擁有什麼性質與功能呢？請看本單元的詳細介紹。

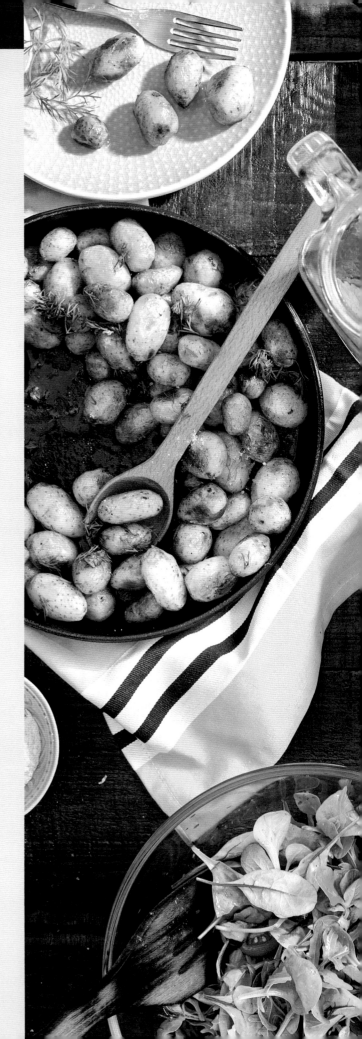

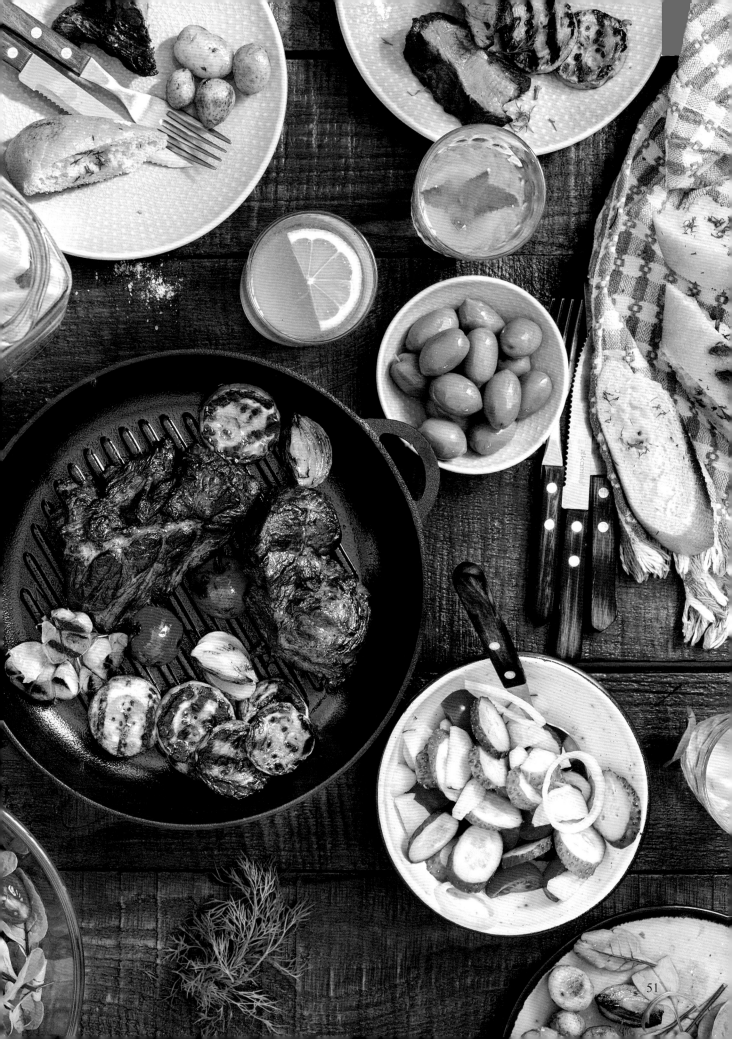

米飯是生存所需的能源

碳水化合物是由「單醣」（monosaccharide）組成的營養素（下圖），在米飯、麵包、麵類等主食以及根莖類、砂糖、水果中含量豐富。

這些食物所含的碳水化合物，經攝取入體內後成為產生能量的原料，靠著這些能量，我們能保持恆定的體溫，也能運動肌肉做出各種動作，並讓心臟和腦部等器官運作無礙。

絕大部分能量是在細胞中的「粒線體」產生的（右頁圖）。穀物和根莖類所含的碳水化合物是澱粉（左下圖），由數十到數萬個名為「葡萄糖」（glucose）的單醣串連組成。澱粉從口腔攝取，在小腸分解成葡萄糖，接著透過血液運送到細胞[1]，在細胞中轉變成稱為丙酮酸（pyruvic acid）的分子。丙酮酸接著

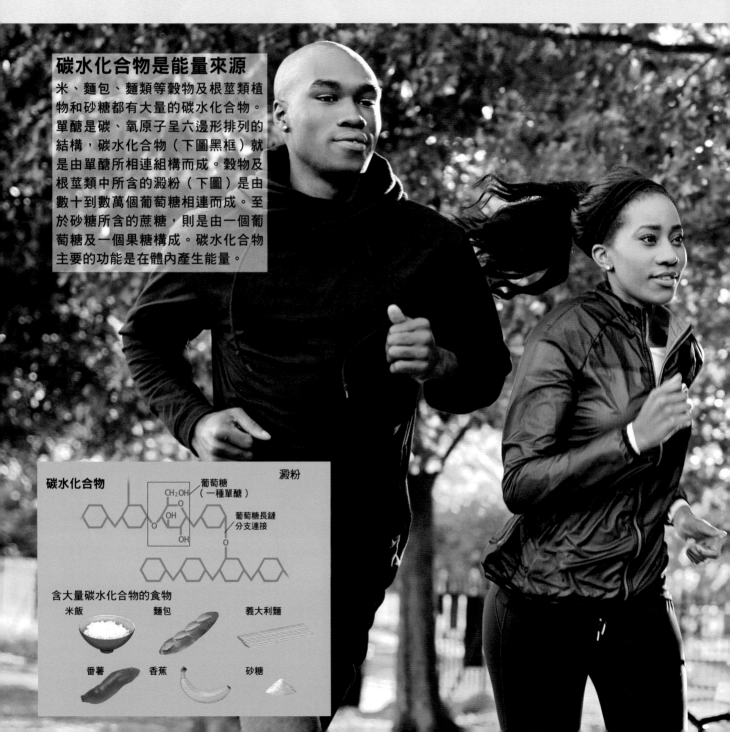

碳水化合物是能量來源

米、麵包、麵類等穀物及根莖類植物和砂糖都有大量的碳水化合物。單醣是碳、氧原子呈六邊形排列的結構，碳水化合物（下圖黑框）就是由單醣所相連構成而成。穀物及根莖類中所含的澱粉（下圖）是由數十到數萬個葡萄糖相連而成。至於砂糖所含的蔗糖，則是由一個葡萄糖及一個果糖構成。碳水化合物主要的功能是在體內產生能量。

澱粉

碳水化合物

葡萄糖（一種單醣）

CH_2OH

OH

OH

O

葡萄糖長鏈分支連接

O

含大量碳水化合物的食物

米飯　　　麵包　　　義大利麵

番薯　　　香蕉　　　砂糖

會進入細胞的粒線體，轉變成各種分子。在這個反應中，會合成三十多個「腺苷三磷酸」（adenosine triphosphate，ATP），ATP是產生支持身體運作所需能量的分子。1克葡萄糖約可產生4大卡的能量[2]。

在這個反應過程中，不只產生能量，還會產生各種分子，這些分子又會成為胺基酸、脂肪與去氧核糖核酸（DNA）的原料。其中胺基酸是蛋白質的組成成分，而DNA更承載了身體設計的訊息。

葡萄糖會蓄積在體內以備不時之需，在肝臟中會相互結合形成被稱為「肝醣」（glycogen）的大分子。當我們無法從食物中獲得足夠的葡萄糖時，就會將肝醣分解成葡萄糖。

※1：血液中葡萄糖的濃度稱為「血糖值」。
※2：除了碳水化合物外，也能從脂肪和蛋白質得到能量。

在粒線體中合成ATP的機制

圖示為葡萄糖在粒線體中合成ATP的情形。以一個葡萄糖合成一個ATP為例，但實際上會合成出三十幾個ATP。ATP上附有三個磷酸，磷酸間的鍵結需藉極大能量來維繫，所以移出一個磷酸時會釋出大量能量，以供生理功能所需。

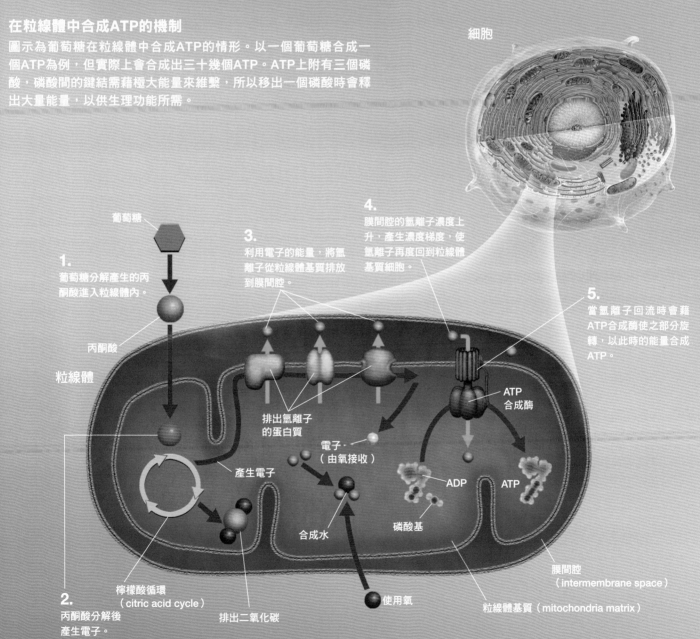

細胞

葡萄糖

1.
葡萄糖分解產生的丙酮酸進入粒線體內。

丙酮酸

粒線體

3.
利用電子的能量，將氫離子從粒線體基質排放到膜間腔。

4.
膜間腔的氫離子濃度上升，產生濃度梯度，使氫離子再度回到粒線體基質細胞。

5.
當氫離子回流時會藉ATP合成酶使之部分旋轉，以此時的能量合成ATP。

ATP合成酶

排出氫離子的蛋白質

產生電子

電子·（由氧接收）

ADP

ATP

合成水

磷酸基

2.
丙酮酸分解後產生電子。

檸檬酸循環（citric acid cycle）

排出二氧化碳

使用氧

膜間腔（intermembrane space）

粒線體基質（mitochondria matrix）

吃下的蛋白質，會在體內發揮作用

蛋白質是連接胺基酸分子所形成的營養素（右下圖），胺基酸共有20種，排列順序會改變蛋白質的構形與功能。牛肉、豬肉、雞肉及魚肉中均含有豐富的蛋白質。

蛋白質也是製造肌肉、頭髮、骨骼、皮膚等各種組織的建材。

視網膜內負責捕捉光線的分子（視紫質，rhodopsin）、體內運送氧氣的分子（血紅素，hemoglobin）、分解食物的消化酶，乃至將外來的病原體予以排除的分子（抗體），以及前頁介紹過的ATP合成酶等都是蛋白質。

像這樣，目前已知人體內的蛋白質種類約有10萬種。

食物中所含的蛋白質大部分在小腸內分解成胺基酸，吸收之後再經由血液供輸至全身細胞，成為新的蛋白質原料。

另外，在20種胺基酸中，有9種「必需胺基酸」是人類無法自行合成，必須從食物中攝取。

分解成胺基酸，在體內製造新的蛋白質

蛋白質是由50～2000個被稱為胺基酸的分子連接而成的營養素（下圖）。肉類、蛋類、大豆等食物中含有豐富的蛋白質。在體內會先分解還原成胺基酸，成為製造肌肉和頭髮的材料，或是促進體內化學反應之酵素等蛋白質的原料。

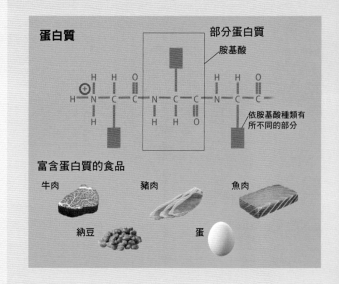

蛋白質

部分蛋白質
胺基酸

依胺基酸種類有所不同的部分

富含蛋白質的食品

牛肉　　　豬肉　　　魚肉

納豆　　　蛋

蛋白質建構全身

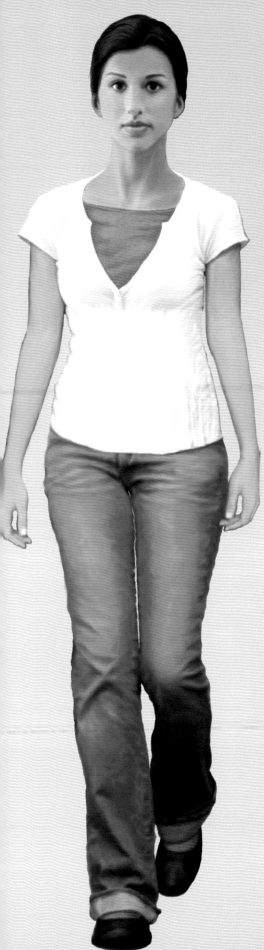

頭髮

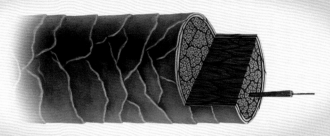

眼睛

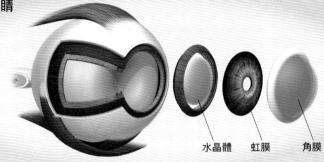

水晶體　虹膜　角膜

肌肉與肌腱

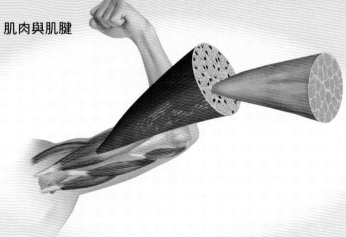

指甲、皮膚、骨骼

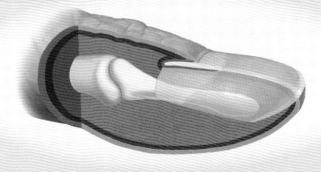

油脂會儲存在脂肪組織中，或是成為細胞

脂質是由「脂肪酸」組成的營養素，脂肪酸是由幾個到二十幾個碳原子構成的長鏈狀分子（下圖黃色方塊）。炒菜用的植物油、肉類脂肪，以及奶油等食品中都含有大量的油脂。

脂質的功用極為重要，可成為產生能量的來源，或是製造細胞「防禦牆」的細胞膜。

來看看我們經常從食物攝取到的「中性脂肪」（neutral fat）吧。脂質在小腸內分解，

經小腸細胞吸收後，會再製成中性脂肪、磷脂質（phospholipid，由甘油和磷酸形成的分子，其結構頭部有兩個脂肪酸）及膽固醇（由碳原子環狀結構所形成的分子）等分子。這些分子都有不親水而親油的結構，所以不會溶在大部分是水的淋巴液或血液中。磷脂質和蛋白質會在小腸中集合成球狀，製造成運送脂質的載具「乳糜微粒」（chylomicron）。中性脂

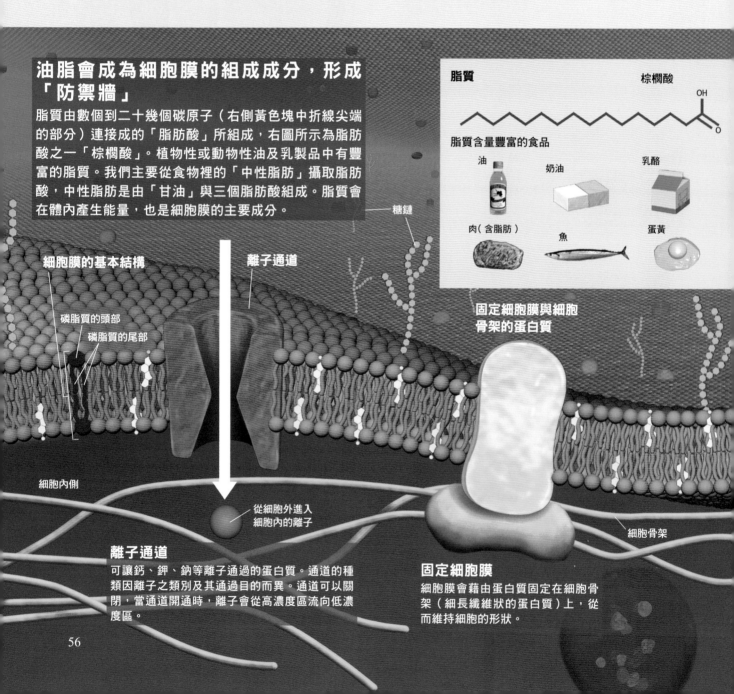

油脂會成為細胞膜的組成成分，形成「防禦牆」

脂質由數個到二十幾個碳原子（右側黃色塊中折線尖端的部分）連接成的「脂肪酸」所組成，右圖所示為脂肪酸之一「棕櫚酸」。植物性或動物性油及乳製品中有豐富的脂質。我們主要從食物裡的「中性脂肪」攝取脂肪酸，中性脂肪是由「甘油」與三個脂肪酸組成。脂質會在體內產生能量，也是細胞膜的主要成分。

脂質　　　　棕櫚酸

脂質含量豐富的食品

油　　奶油　　乳酪

肉（含脂肪）　魚　　蛋黃

糖鏈

細胞膜的基本結構

離子通道

磷脂質的頭部
磷脂質的尾部

固定細胞膜與細胞骨架的蛋白質

細胞內側

從細胞外進入細胞內的離子

細胞骨架

離子通道
可讓鈣、鉀、鈉等離子通過的蛋白質。通道的種類因離子之類別及其通過目的而異。通道可以關閉，當通道開通時，離子會從高濃度區流向低濃度區。

固定細胞膜
細胞膜會藉由蛋白質固定在細胞骨架（細長纖維狀的蛋白質）上，從而維持細胞的形狀。

膜的組成成分

肪、膽固醇和親油的維生素會進入乳糜微粒中，藉淋巴液來承載供輸，最後進入血液。

血液中運送的中性脂肪幾乎都會被儲存在皮下的脂肪組織內。皮下脂肪又會被分解，成為產生能量（ATP）的原料。雖然脂質產生能量比碳水化合物更花時間，但脂質產生的能量多於碳水化合物。

磷脂質是構成細胞膜的主要成分，如圖所示，細胞膜是由兩層磷脂質相對形成，磷脂質層相隔的空間會形成親油的環境，所以離子和某種程度的大分子無法通過，這些物質透過嵌在磷脂質膜中的蛋白質作用，才能往來於細胞內外。

膽固醇跟磷脂質一樣是細胞膜的組成成分，但也是膽汁酸（bile acids）及各種激素（也稱荷爾蒙，hormone）的原料。

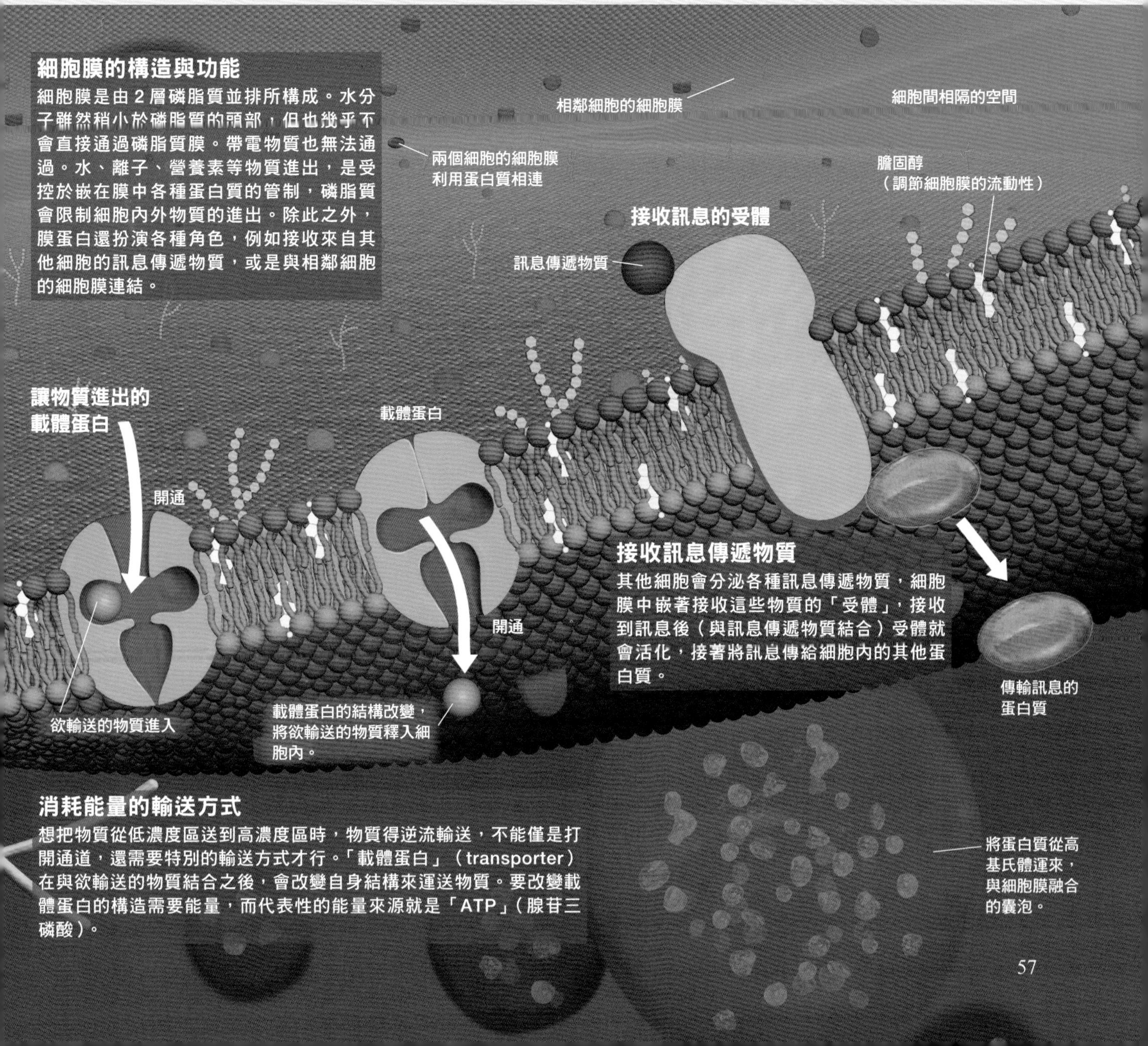

細胞膜的構造與功能

細胞膜是由 2 層磷脂質並排所構成。水分子雖然稍小於磷脂質的頭部，但也幾乎不會直接通過磷脂質膜。帶電物質也無法通過。水、離子、營養素等物質進出，是受控於嵌在膜中各種蛋白質的管制，磷脂質會限制細胞內外物質的進出。除此之外，膜蛋白還扮演各種角色，例如接收來自其他細胞的訊息傳遞物質，或是與相鄰細胞的細胞膜連結。

相鄰細胞的細胞膜

細胞間相隔的空間

兩個細胞的細胞膜利用蛋白質相連

膽固醇（調節細胞膜的流動性）

接收訊息的受體

訊息傳遞物質

讓物質進出的載體蛋白

開通

載體蛋白

欲輸送的物質進入

開通

載體蛋白的結構改變，將欲輸送的物質釋入細胞內。

接收訊息傳遞物質

其他細胞會分泌各種訊息傳遞物質，細胞膜中嵌著接收這些物質的「受體」，接收到訊息後（與訊息傳遞物質結合）受體就會活化，接著將訊息傳給細胞內的其他蛋白質。

傳輸訊息的蛋白質

消耗能量的輸送方式

想把物質從低濃度區送到高濃度區時，物質得逆流輸送，不能僅是打開通道，還需要特別的輸送方式才行。「載體蛋白」（transporter）在與欲輸送的物質結合之後，會改變自身結構來運送物質。要改變載體蛋白的構造需要能量，而代表性的能量來源就是「ATP」（腺苷三磷酸）。

將蛋白質從高基氏體運來，與細胞膜融合的囊泡。

幾乎無法在體內合成的有機化合物

人體除了水之外，主要是由含碳分子（所謂的「有機化合物」）所組成，維生素是指除了碳水化合物、蛋白質、脂肪之外，幾乎無法在體內合成的有機化合物[※]。

維生素需要的量非常少，卻在體內扮演重要的角色，特別是幫助酶（也稱酵素）作用的「輔酶」（coenzyme）功能占大多數。例如在從碳水化合物、蛋白質、脂肪取得能量時，維生素B_2和菸鹼酸（niacin）是負責產生反應之酶的輔酶。葉酸則是DNA合成酶及紅血球製造酶的輔酶。

從右頁的表格就能明白，1種維生素會有許多功能，例如維生素C有助於合成膠原蛋白（collagen，皮膚及骨骼的組成成分）、激素，以及將鐵轉換成小腸容易吸收的形態等。

食物中所含的維生素會和碳水化合物或蛋白質結合，這種狀態在體內無法吸收，必須依靠胃酸、胰臟分泌之胰液所含的酶等消化液分離。吸收維生素是在小腸內，但途徑則依維生素的性質（水溶性、脂溶性）分為2種（右頁上圖）。水溶性維生素和碳水化合物及蛋白質的分解產物（葡萄糖或胺基酸等）相同，會先進入小腸的微血管再運送到肝臟；而脂溶性維生素則和脂肪相同，會成為乳糜微粒進入小腸的淋巴管，再運送到肝臟。

[※]：也有在體內合成的維生素，如皮膚細胞所合成的維生素D、腸道菌叢合成的維生素K、維生素B_3及泛酸（pantothenic acid，即維生素B_5）等，但光靠體內合成的量並不夠，所以必須從食物中獲取。

扮演各種輔酶角色的維生素

維生素是由碳、氫、氧組成的有機化合物，也是存在於各種食物中的營養素。下圖是大家熟悉的「維生素C」。維生素之間並沒有共同的結構。

人體所需的維生素量遠遠少於碳水化合物、蛋白質和脂肪，但維生素幾乎無法在體內合成，只能從食物中攝取。

目前已知人體必需的維生素有13種，右下表顯示13種維生素的功能及含量豐富的食物。很多食物裡都有維生素，不同的維生素各有不同的作用，其中大多是扮演負責輔助酵素作用的「輔酶」角色。

維生素

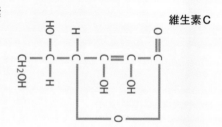

維生素C

體內吸收維生素的機制

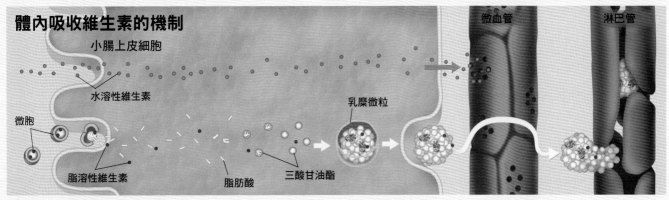

水溶性維生素的濃度在小腸上皮細胞外比細胞內高，所以會自然通過細胞膜進入上皮細胞，之後和葡萄糖及胺基酸一樣，離開細胞後經由微血管的「窗口」予以吸收。脂溶性維生素則和脂肪一樣，經「微胞」（micelle）包裹，藉道小腸供輸，微胞在上皮細胞附近裂開後由細胞吸收，於細胞內的「高基氏體」中形成「乳糜微粒」。乳糜微粒比微血管的「窗口」大，所以不會進入微血管中，而是穿過淋巴管壁的縫隙進入淋巴管。

	種 類	含量豐富的食物	主要功能實例
脂溶性（易溶於油脂）	維生素A	鮟鱇魚肝、肝臟（牛、豬、雞）、胡蘿蔔、山麻（埃及國王菜）	使皮膚和黏膜維持正常狀態。成為視網膜吸收光線的蛋白質「視紫質」的成分。擁有抗氧化作用。
	維生素D	鮭魚、秋刀魚、黑木耳、乾香菇	促進小腸吸收鈣質。從骨骼中溶出鈣質，增加血鈣濃度。
	維生素E	植物油、杏仁、鮭魚、南瓜	具有抗氧化作用。使微血管擴張。
	維生素K	納豆、明日葉、落葵（皇宮菜）、無翅豬毛菜	止血。抑制鈣質從骨骼中流失。
水溶性（易溶於水）	維生素B$_1$（硫胺）	糙米、蕎麥、豬肉、鰻魚（蒲燒）、豌豆	協助將碳水化合物轉換為能量。保持神經功能正常。
	維生素B$_2$（核黃素）	肝臟（牛、豬、雞）、蒲燒鰻、蛋、牛奶、納豆	協助將碳水化合物、蛋白質、脂肪轉換為能量。具有抗氧化作用。
	菸鹼酸	明太子、鰹魚、肝臟（牛、豬）	協助將碳水化合物、蛋白質、脂肪轉換為能量。幫助酒精代謝。
	維生素B$_6$	鮪魚、鰹魚、肝臟（牛）、香蕉	協助分解與再合成蛋白質。協助合成神經傳導物質及血基質（血液中運送氧氣的分子裡與氧氣結合的部分）。
	維生素B$_{12}$（鈷胺）	肝臟（牛、豬、雞）、油菜花、球芽甘藍、菠菜	協助合成DNA。
	葉酸	肝臟（牛、豬、雞）、油菜花、毛豆	協助合成DNA。幫助造血。
	泛酸	肝臟（牛、豬、雞）、抱卵鰈魚、虹鱒	協助將碳水化合物、蛋白質、脂肪轉換為能量。協助合成激素及高密度膽固醇（好膽固醇）。
	生物素	肝臟（牛、豬、雞）、花生、蛋	協助將碳水化合物、蛋白質、脂肪轉換為能量。協助排泄會引起皮膚發炎的物質。
	維生素C	紅甜椒、綠花椰菜、柿子、奇異果	協助合成膠原蛋白。具有抗氧化作用。協助腸內鐵質吸收、合成激素等作用。

註：菸鹼酸、葉酸、泛酸、生物素的名稱裡雖然沒有「維生素」，但屬於維生素B群。

礦物質是存在於體內的微量元素

　　最後介紹的是礦物質，營養學上所謂的礦物質是指構成身體的元素中，除了碳、氧、氫、氮之外，僅占剩餘數個百分比的元素。

　　有些礦物質與生存息息相關，例如建構身體的組成成分，像是形成骨骼及牙齒的鈣與磷，形成指甲與頭髮的硫，以及維持體液滲透壓（液體流動透過細胞膜時所產生的壓力）等體內環境的鈉和鉀。另外，也有能組成酶的鐵與鋅，可以協助酶發揮作用。礦物質跟維生素一樣，也會有多樣的功能（右頁表格）。

　　食物中所含的礦物質會在消化過程中化為離子的形式溶於水，溶解的礦物質大多在小腸中因細胞內外的濃度差而自然吸收，之後送至微血管供輸全身。此外，鈉、鉀、鎂、鈣等礦物質也會被大腸吸收。

構成人體的元素細項

下面的圓餅圖顯示構成人體的元素細項，下表則顯示更細分的項目，包括微量元素在內，根據含量多寡分成多量、少量、微量及超微量。表格中的紫色字為人體必需元素，即使只需超微量，仍然是不可少的元素。

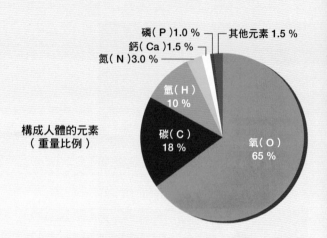

構成人體的元素
（重量比例）

磷（P）1.0 %
鈣（Ca）1.5 %
氮（N）3.0 %
其他元素 1.5 %
氫（H）10 %
碳（C）18 %
氧（O）65 %

分類	元素名稱 （紫色字為必需元素）	比例	60 kg 體重中的含量
多量元素	氧	65 %	39 kg
	碳	18 %	11 kg
	氫	10 %	6.0 kg
	氮	3 %	1.8 kg
	鈣	1.5 %	900 g
	磷	1 %	600 g
少量元素	硫	0.25 %	150 g
	鉀	0.2 %	120 g
	鈉	0.15 %	90 g
	氯	0.15 %	90 g
	鎂	0.05 %	30 g
微量元素	鐵	—	5.1 g
	氟	—	2.6 g
	矽	—	1.7 g
	鋅	—	1.7 g
	鍶	—	0.27 g
	銣	—	0.27 g
	溴	—	0.17 g
	鉛	—	0.10 g
	錳	—	86 mg
	銅	—	68 mg
超微量元素	鋁	—	51 mg
	鎘	—	43 mg
	錫	—	17 mg
	鋇	—	15 mg
	汞	—	11 mg
	硒	—	10 mg
	碘	—	9.4 mg
	鉬	—	8.6 mg
	鎳	—	8.6 mg
	硼	—	8.6 mg
	鉻	—	1.7 mg
	砷	—	1.7 mg
	鈷	—	1.3 mg
	釩	—	0.17 mg

註：1 mg = 0.001 g

礦物質活躍於人體各處，就算只有微量也不容小覷

礦物質指的是存於體內的元素中，碳、氧、氫、氮以外的元素，和維生素一樣存在於各種食物中，需要量不大。功能多樣且作用不一，像是維持體內狀態穩定，或輔助促進體內化學反應的酶等等。下表介紹16種人體必需礦物質，有的單以離子形式就能發揮功能，有的則需要跟其他分子結合才能產生作用。

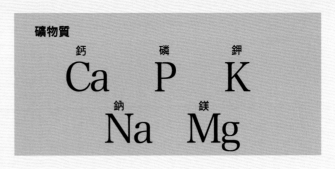

元　素	含量豐富的食物	主要功能實例
鈣 （Ca）	牛奶、優格、起司、蝦米	形成骨骼及牙齒、幫助肌肉收縮、抑制神經的訊息傳遞、幫助激素分泌。調節細胞分裂。
磷 （P）	西太公魚、柳葉魚、牛奶、肝臟（牛、豬、雞）	形成骨骼及牙齒，也是DNA、ATP、構成細胞膜的磷脂質的原料。
鉀 （K）	菠菜、香蕉、馬鈴薯	調節體液的滲透壓。幫助神經間的訊息傳遞、細胞內外物質的進出、降低血壓。
硫 （S）	蛋	幫助解毒。形成皮膚、指甲、頭髮。
鈉 （Na）	食鹽、味噌、梅乾、辣明太子	調節體液的滲透壓。幫助神經的訊息傳遞。幫助細胞內外物質的進出。
氯 （Cl）	食鹽	胃酸的殺菌成分。調節體液的滲透壓。抑制神經的訊息傳遞。
鎂 （Mg）	杏仁、糙米、大豆、菠菜	形成骨骼及牙齒。幫助肌肉收縮。擴張血管使血壓下降。抑制神經的訊息傳遞。幫助能量的產生。
鐵 （Fe）	肝臟（豬、雞）	體內運送氧氣的蛋白質「血紅素」的成分。將血氧帶入肌肉中的蛋白質「肌紅素」的成分。
鋅 （Zn）	牡蠣、豬肝、牛肉	幫助合成DNA及蛋白質。幫助舌頭感覺味道。維持生殖能力。
銅 （Cu）	章魚、牛肝、蠶豆	將鐵轉變成能進入血紅素的形式。具有抗氧化作用。幫助合成膠原蛋白。幫助生成頭髮。
碘 （I）	真昆布、鹿尾菜、太平洋鱈魚（真鱈）	促進發育。促進全身的基礎代謝（為維持生命，即使靜止不動仍然需要的耗能反應）。
硒 （Se）	鮟鱇魚肝、明太子、黑鮪魚	具有抗氧化作用。
錳 （Mn）	綠茶、栗子、薑	促進骨骼發育。具有抗氧化作用。協助從碳水化合物、蛋白質、脂肪中取得能量的反應。
鉬 （Mo）	大豆、納豆、肝臟（牛、豬、雞）	促進DNA分解產生的物質轉變為尿酸（最終代謝物）的作用。
鉻 （Cr）	青海苔、昆布絲、鹿尾菜	協助從碳水化合物、脂肪中取得能量的反應。
鈷 （Co）	豆芽菜、納豆	維生素B_{12}的組成成分。幫助造血。

在烹調出美味的肉品之前

風味與口感的關鍵是什麼？為什麼熟成會變好吃？

肉類是日常生活的食材，能以燒烤、燉滷、煎炸等方式來料理，肉類的口味也是多樣而豐富，有的軟到入口即化，有的嚼勁十足又多汁。與肉類美味相關的疑問，正由研究人員一步步釐清。從牛肉、豬肉、雞肉等不同肉質而風味各異，熟成或低溫烹調使肉品軟嫩的理由，到牛體與霜降相關的基因等問題，嘗試以科學觀點來揭開肉類美味的秘密。

協助：松石昌典　日本獸醫生命科學大學食品科學科教授

　　　木村　凡　日本東京海洋大學學術研究院食品生產科學部門教授

　　　平子　誠　原日本農研機構畜產研究部門家畜育種繁殖研究領域長

　　　小林榮治　日本農研機構畜產研究部門家畜育種繁殖研究領域有效基因組組長

　　　佐佐木啟介　日本農研機構畜產研究部門畜產品研究領域食肉品質組組長

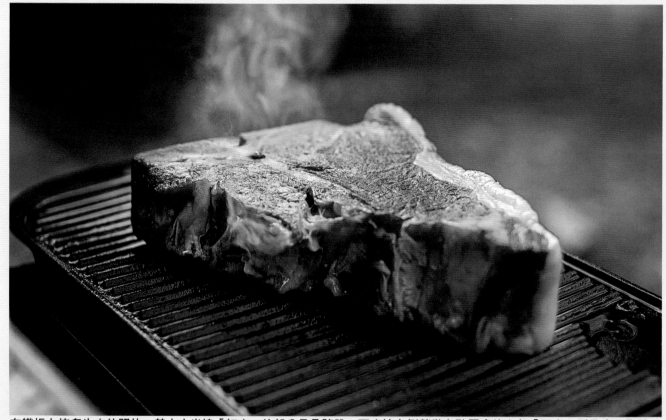

在鐵板上烤炙牛肉的照片。其中大半塊「紅肉」的部分是骨骼肌，而肉塊右側稍微有點厚度的白色「肥肉」則是皮下脂肪。

「肉品」有許多種類，一般常見的牛、豬、雞等肉類當然不在話下，鹿肉、山豬肉等所謂「野味」也有人吃。就算同樣是牛肉，也分為里肌、菲力、沙朗等不同部位。這些肉究竟有什麼不同呢？

肉大致上能分成「紅肉」和「肥肉」兩部分，紅肉部分是所謂「骨骼肌」的纖維狀肌肉，肥肉部分則是皮膚下或紅色肌肉「縫隙」間的脂肪（皮下脂肪或肌間脂肪），在肌肉的縫隙間密布白色脂肪的肉稱為「霜降肉」。

決定肉品風味的關鍵成分是蛋白質和脂肪，構成紅肉的蛋白質比例約在20％左右，但構成皮下脂肪和霜降的脂肪，依肉的種類和部位不同會有10～50％的差異。肉品的種類和部位，根據瘦肉及肥肉的成分差異和分布，味道也會有所不同。

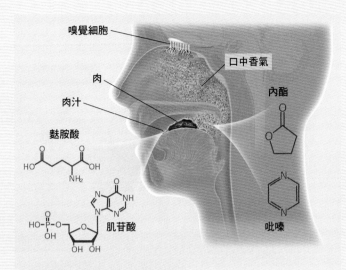

肉是用味覺及嗅覺品嘗
圖中所示為人感受肉味時的情況。我們稱為「味道」的感覺，其實是味覺與嗅覺加總起來的「風味」。在舌頭上感受到肉汁中麩胺酸及肌苷酸帶來的鮮味，而藉由咀嚼所產生的各種香氣成分，再經由口腔傳送到鼻腔後方，因此感受到這種「口中香氣」。這些味覺與嗅覺的綜合感受，就是我們嘗到的「肉的味道」（風味）。

鮮味的強度和1000種芳香成分產生了美味

一般會用「鮮味十足」來形容肉的美味。肉味的特徵就是「鮮味」。鮮味主要來自紅肉部分所含的「麩胺酸」（glutamic acid）和「肌苷酸」（inosinic acid）。

構成肌肉的蛋白質以20種胺基酸為原料，其中之一就是麩胺酸。肌肉在活動（伸縮）時所消耗的能量來源「腺苷三磷酸」（ATP），之後會分解成肌苷酸。畜禽屠宰切割成肉品之後，肌肉會分解產生麩胺酸，而且細胞內的ATP會不斷消耗、分解產生肌苷酸，所以肉的鮮味成分會持續累積。

人類的舌頭會對麩胺酸及肌苷酸產生反應感受到「鮮味」，這是因為舌頭上感受鮮味的感應器「鮮味受體」，在麩胺酸及肌苷酸的刺激下將訊息送到大腦。特別是肌苷酸會增強麩胺酸鮮味的作用，這種現象稱為「鮮味的加乘效果」。多汁的肉品會讓人覺得美味，就是因為肉品溢出的肉汁含有大量麩胺酸和肌苷酸。

享受肉品的美味時，香氣與口感也很重要。除了肉的美味特徵外，從口腔傳到鼻腔後方的香氣（口中香氣）也扮演重要的角色（上圖）。鼻塞時會覺得肉品沒有那麼好吃，因為「像牛肉」或「像豬肉」之類各種肉的特色，是由溶在脂肪中的芳香成分所產生，我們能感受到肉的味道，是因為皮下脂肪和霜降等肥肉中所含的芳香成分在口中傳送到鼻腔後方所致。鼻子不通時，口中香氣傳送不到鼻腔後方，也就感受不到食物的美味了。另外，襯托肉味的芳香成分被認為有1000種以上，但尚未全部釐清。

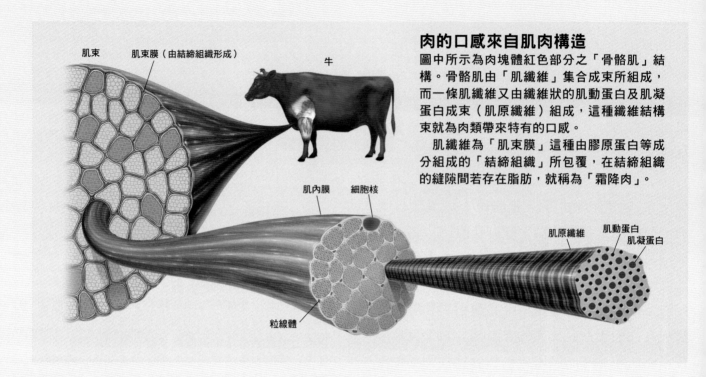

肉的口感來自肌肉構造

圖中所示為肉塊體紅色部分之「骨骼肌」結構。骨骼肌由「肌纖維」集合成束所組成，而一條肌纖維又由纖維狀的肌動蛋白及肌凝蛋白成束（肌原纖維）組成，這種纖維結構束就為肉類帶來特有的口感。

肌纖維為「肌束膜」這種由膠原蛋白等成分組成的「結締組織」所包覆，在結締組織的縫隙間若存在脂肪，就稱為「霜降肉」。

肌束　肌束膜（由結締組織形成）　牛

肌內膜　細胞核

粒線體

肌原纖維　肌動蛋白　肌凝蛋白

　　我們一般稱為「味道」的感覺，在專業上是指味覺與嗅覺合起來的「風味」。以下所述「味道」一詞，基本上就是指「風味」之意。

肉的嚼勁來自「肌肉的連接點」

　　牛排及帶骨肉的魅力在於絕妙的嚼勁，「口感」不也是肉類美味的重要因素嗎？掌握肉類口感的關鍵，在於肌肉的構造。

　　肌肉是由「肌纖維」的纖維狀結構集合成束的塊體，一條肌纖維又是由「肌原纖維」（myofibril）成束組成，而肌原纖維也是「肌動蛋白」（actin）和「肌凝蛋白」（myosin）這2種蛋白質形成的纖維狀結構集合成束（上圖）。生物體能夠活動自如，靠的就是這種結構的伸縮，而這種層狀的纖維構造，也可說是肉類口感的來源。

　　雖然肉都是由同樣的構造組成，但硬度和嚼勁會依腿肉、里肌、腱肉等所在部位而不同。

原因之一是將許多肌纖維集合成束的「結締組織」會因肉的所在部位而有量的差異，結締組織又是「膠原蛋白」等蛋白質組成的纖維狀結構。事實上，結締組織的纖維結構比肌肉的纖維結構更強韌，所以結締組織越多的肉，就越不好咬。

　　結締組織扮演支持肌肉的角色，所以活動越頻繁的肌肉，結締組織也越多。像牛和豬這些動物，相對於腿的粗細而言，軀體龐大，體重也重。因此牛的腱肉（肌腱）或腿肉等部分，結締組織比背上的肉（里肌）更多、也更硬。

　　此外，結締組織中含量豐富的膠原蛋白會在長時間燉煮後分解，化為彈性十足的「明膠」，因此牛腱肉等含大量結締組織的肉塊，若是做成燉肉，口感也很柔軟。

脂肪酸帶來入口即化的口感

　　「霜降肉」可說是美味的象徵，柔軟到「入

口即化」的地步，其間的關鍵就在於肉類脂肪中所含的「脂肪酸」。

肉類所含的脂肪酸以「油酸」、「亞麻油酸」、「次亞麻油酸」3 種為代表。脂肪酸是種大分子，呈鏈狀連接的碳原子（C）及氫原子（H）末端接著「羧基」（COOH，O為氧），這些分子有一部分碳原子之間是「雙鍵」，這與「入口即化」的口感有很大的關係（右下圖）。事實上，脂肪酸的雙鍵越多，分子的流動性越高，越容易活動。換言之，如果肉類中雙鍵的脂肪酸越多，就越能感受脂肪融化所帶來的柔嫩口感。

即使牛肉比豬肉和雞肉更有嚼勁，霜降肉也是以入口即化的口感為特色。由於霜降肉在將肌纖維束起的結締組織間夾有細細的筋狀脂肪，所以產生嚼勁的纖維狀結構比例較低，因此能靠脂肪的融化帶來多汁的口感。

靠熟成增加柔軟度和鮮味

近年除了霜降肉之外，「熟成肉」的美味也備受好評，其實，我們平常吃的各種肉類，如超市販售的肉品等，全是經過「熟成」的。

熟成指的是牛或豬肉在切開分割之後，在低溫（4℃左右）環境下冷藏保存一段時間。我們以牛肉為例，看看家畜從切割到熟成這段時間裡究竟發生了什麼事。

首先，家畜在心臟不再搏動之後，血液流動也會停止，故氧氣無法送達各處的肌肉細胞。在氧氣不足的情況下，肌肉細胞的能量來源ATP也難以為繼。大腦的活動停止，無法下達要肌肉動作的命令，結果造成肌肉不斷消耗細胞殘餘的ATP並持續收縮。這個現象稱為「死後僵直」，切割不久的肉品會硬到難以入口，就是這個原因。等到細胞中貯積的ATP消耗殆盡，死

後僵直結束，肌肉又開始變得柔軟。

以牛為例，自死後僵直算起約一週，便會因肌肉細胞中原本就存在的「酶」作用，將肌肉的蛋白質分解，被消耗的ATP也開始分解，增加鮮味成分麩胺酸及肌苷酸。肌苷酸能使組成肌肉的肌動蛋白與肌凝蛋白結構鬆弛，所以也在肌肉的軟化上出了一臂之力。肉品在切割後經過一段時間，堅硬的肉質變得柔軟，鮮味也增加了，這就是「熟成」。在超市販售的肉品，牛肉要經過10天左右的熟成後才出貨，豬肉約5天，雞肉約半天。

再者，熟成不只會使肉質柔軟、鮮味增加，在增強肉的香氣上也扮演重要的角色。熟成中蛋白質分解產生的胺基酸、脂肪酸接觸到空

影響肉質軟嫩程度的脂肪酸

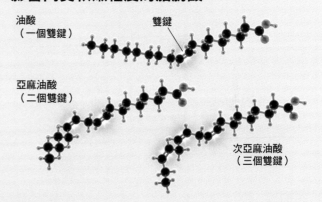

油酸
（一個雙鍵）　　　　　雙鍵

亞麻油酸
（二個雙鍵）

次亞麻油酸
（三個雙鍵）

脂肪含有的脂肪酸比例

	雞（腿肉）	豬（里肌）	牛（沙朗）
油酸等 （單元不飽和脂肪酸）	42.7%	44.3%	50.5%
亞麻油酸	12.6%	7.8%	2.4%
次亞麻油酸	0.4%	0.3%	0.1%

引用自《日本食品標準成分表 2015年版（七訂）脂肪酸成分表篇》

肉類中所含的脂肪大多是碳與碳之間沒有雙鍵的脂肪酸（飽和脂肪酸），以及像油酸這樣一個雙鍵的脂肪酸（單元不飽和脂肪酸）。像亞麻油酸及次亞麻油酸這種含多個雙鍵的肪脂酸比例越高，脂肪就越容易融化，肉也更加入口即化。

氣中的氧而氧化生成的物質，會成為加熱後香氣的來源。和牛特有的甜香就是來自「內酯」（lactone）這種成分，是熟成中產生的物質經過加熱轉變而來的。

餐廳提供的「熟成牛肉」比市售牛肉熟成耗費更長時間（30～40天左右）。看不到熟成豬肉或雞肉，是因為豬肉和雞肉即使短時間熟成也夠軟，再者豬肉及雞肉中大量的脂肪酸雙鍵容易氧化，長時間熟成的話會產生「氧化臭」這種臭味。豬肉和雞肉若是經過長時間熟成，反而弊大於利。

肌肉的纖維結構在熟成中分解

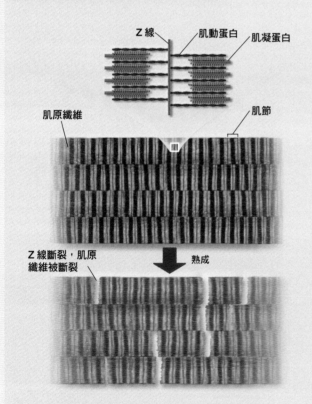

圖中所示為肌肉熟成時的情況。組成肌肉的「肌原纖維」，是由長約2.5微米（微米為公釐的千分之一）的「肌節」（sarcomere）構成。肌節銜接處名為「Z線」的膜狀結構會在熟成時斷裂，肌肉的纖維結構遭到破壞，肉質因而變得軟嫩。

又，讓牛肉熟成超過10天以上時，一般常用的方法是把肉吊在低溫場所乾燥的「乾式熟成」。用這種方式進行長時間熟成，可讓蛋白質在長時間分解的同時，避免雜菌繁殖。

加熱讓味道更豐富

略焦的烤痕、滿溢的肉汁讓人食指大動。當肉類在烹調時，肉中會發生兩種左右風味與香氣的重要化學反應，稱為「梅納反應」（Maillard reaction）跟「史特烈卡降解」（Strecker degradation）。

「梅納反應」又稱「胺羰反應（carbonyl-amine reaction）」，當肉類加熱時，紅肉中所含的糖分與胺基酸反應，產生出香氣與風味來源的物質有數百種。熟成時蛋白質分解，梅納反應的原料胺基酸含量增加，促進反應的進行。但梅納反應非常複雜，目前還尚未釐清全貌。

「史特烈卡降解」則是因梅納反應進行而發生的反應。梅納反應中產生各式各樣的「二酮」（dicarbonyl）會再與胺基酸反應，生成「吡嗪」（pyrazine）等含氮化合物。另外，在胺基酸與糖的反應中，也會生成大量含硫的物質（含硫化合物），這些物質會讓肉產生焦黃色，並讓香氣更顯著。

此外，加熱也會讓肉的口感產生變化。組成肌肉的蛋白質會因加熱而改變形態（變性）凝結，這是由於肌肉原本整齊排列的纖維結構被打亂。而且加熱也會蒸發肉中所含的水分，而逐漸變乾變硬。也就是說，在調整肉的香氣、口感以及肉汁量時，肉的燒烤程度是非常重要的因素。

與熟成有類似效果的「低溫烹調」是什麼？

「低溫烹調」又稱真空烹調，是讓肉變得美味的調理方式，低溫烹調是先將肉裝進真空袋裡，再置於65℃左右的熱水中（約1小時）加熱。另一方面，以平底鍋煎肉時，鍋表面會超過100℃，加熱時間只需幾十秒到幾分鐘。

事實上以低溫緩慢加熱，肉品內會發生與原本需要好幾天才熟成的類似反應。肉中原有的蛋白質分解酶在40℃上下活性最強，在低溫調理時，肉品內的溫度就會長時間保持在40℃上下，因此加熱時蛋白質也較易於分解成胺基酸，和熟成同樣產生了麩胺酸，提高了肉品的鮮味。另外，在進行低溫烹調時，肌苷酸的作用會使肌肉分解，肉質因而更軟嫩。低溫烹調時，蛋白質不容易變性，水分也不容易蒸發，因此能烹調出軟嫩多汁的肉品料理。

此外，據說「炭烤」時炭火放出的「遠紅外線」，也會讓肉更加美味，但日本獸醫生命科學大學研究肉品美味的松石昌典教授表示：「炭烤跟低溫烹調一樣，肉品溫度上升速度比起用平底鍋加熱時更為緩慢，所以不容易讓蛋白質變性和水分蒸發，但沒有證據顯示，是因為遠紅外線的效果才使得烤肉更為美味，詳情目前還不清楚。」

有些烹調方式即使「夾生」也能食用

加熱不只為了讓肉品更美味，也是為了殺死附著其上的細菌。肉品內富含胺基酸、糖分、水分等，本來就是適合微生物繁殖的環境，因此吃肉時也伴隨食物中毒與感染的風險。

造成食物中毒的主因有二，一是存在於動物腸道及皮膚的細菌。在宰殺家畜的過程中，細菌會附著肉品表面而導致食物中毒。牛肉中有「大腸桿菌O157」、雞肉中則有「曲狀桿菌」及

夾生也能食用的肉品

牛肉（牛排）　　　　　　　　雞肉

夾生

食用夾生部分有食物中毒危險的肉品

漢堡肉

炸豬排（豬肉）

夾生　　　生肝臟

夾生

小心生肉！

所有肉品都可能會有細菌附著於表面，因此最好充分熟透入表層下約一公分。牛肉和雞肉因為不會有細菌，所以內裡夾生也能食用。但豬肉內裡、絞肉捏成的漢堡排以及肝臟（不論哪種動物）中可能存在細菌、病毒或寄生蟲，所以必須烹煮到熟透後再食用，以避免食物中毒。

「沙門氏菌」等廣為人知的細菌。

此外，豬肉和鹿肉不只切割時有細菌附著的風險，還可能因病毒或寄生蟲造成食物中毒及感染。豬、鹿或山豬肉可能藏有導致人類肝炎的「E型肝炎病毒」或「豬囊蟲」等寄生蟲。一般來說，豬肉或野味不同於可選三分熟或五分熟的牛排，必須烹調到全熟。基本上，牛肉或雞肉不存在對人有害的細菌、病毒或寄生蟲。

為了殺死細菌、病毒及寄生蟲，標準是以63℃加熱30分鐘（巴斯德氏滅菌法）。由於溫度每上升5℃，需要的加熱時間大約可縮短十分之一，家用平底鍋在加熱時會達到100℃左右，因此計算得知，只需加熱幾秒鐘就能殺死肉品體

表面附著的細菌。

依日本現行法律，牛肉符合「至少加熱到全熟達表層下1公分左右」、「調理後立刻上桌」等數項條件的話，可以切除表面，提供內側生肉的部分生吃。食品衛生法禁止提供豬肉及牛豬肝臟生吃。

在2012年以前，日本餐廳都還會供應生肝臟，因為肝臟內部在生物還活著的時候是無菌的，一般認為安全無虞，但後來發現分泌液會從小腸逆流到肝臟，導致遭到小腸內腸道出血性大腸桿菌汙染，而無法保證安全。

雞肉雖然沒有明確的規範，但還是建議加熱後再食用。日本政府規定各個店家必須負起衛生管理的責任，確保提供生食的雞肉表面無細菌附著。

「A5級」的肉是什麼標準？

各位吃過「A5級」的高級肉嗎？這是公益社團法人日本食肉評級協會評定的「牛肉等級」。

牛肉評級有兩個標準，一是以可食部位重量相對「枝肉」重量為基準的「精肉等級」，枝肉指的是去除牛的頭部、四肢、內臟後，從脊椎分成左右兩半的屠體，食用肉會先以枝肉的狀態交易，再分成腿肉、里肌等部位。評級時從枝肉可食用部分比例（精肉率）的高到低依序評為A、B、C三種等級。這個標準在決定枝肉的交易價格時非常重要，但並不是評定肉品風味好壞的指標。

決定肉類等級的另一個標準是霜降狀態（脂肪分布）等與肉質相關的指標，稱為肉質等級。

舉例來說，如果脂肪在整塊肌肉上呈網狀分布，表示霜降的狀態恰到好處，以一到五級評價（右圖），其他肉品的色澤、肉質的緊實度、脂肪的顏色和品質等，也會各以五級評價。

而「A5」這個終極的肉品等級，是在精肉等級中評定的A、B或C等級，再加上肉品品質各相關項目中最低的數值考量後所訂定的，也就是說，就算牛肉的霜降非常細緻，如果其他項目品質不佳，也不能算是A5級的牛肉。另外肉品評級是由評級專家（評級員）在競標場等地，以直尺等工具測量後，再對照牛肉脂肪分布標準等進行。

想培育出更好的肉！

在食用肉業界，為了提高肉質等級會改善飼養方法或是進行品種改良。著名的飼養方法有「維生素控制法」，這種方法是將飼料中維生素A占比減少，目的是為了增加霜降。維生素A會抑制脂肪細胞成長，牛隻肌肉結締組織中脂肪增長期是15～22個月，這段期間如果控制維生素A的攝取，脂肪細胞就會成長，增加霜降的比例。此外，據傳也有在飼料的成分中加入脂肪，藉以調整肉質的風味與色澤。

為生產肉牛而飼養的公牛稱為「種牛」，以「育種價」這個數值來判斷身為種牛的好壞。種牛的育種價根據大量的資訊來評定，如後代牛犢的精肉率和脂肪分布等品質，再加上有血緣關係的牛隻品相等等。讓高育種價的種牛反覆繁衍後代，可望生出肉質更好的牛隻。

目前進行中的品種改良，會檢視後代牛犢的肉質、判斷種牛的育種價，再創造出更優良的血統，但這種的品種改良得要長期經營，耗費的時間以年計。事實上，以霜降肉聞名全世界的日本黑毛和牛，就是花了一百年進行品種改良的成果。比起其他品種，黑毛和牛的結締組織間更容易形成脂肪（容易出現霜降）。

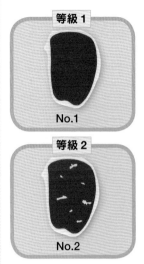

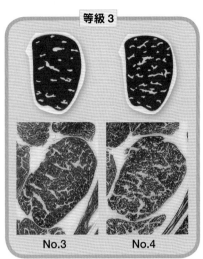

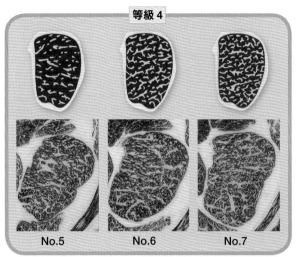

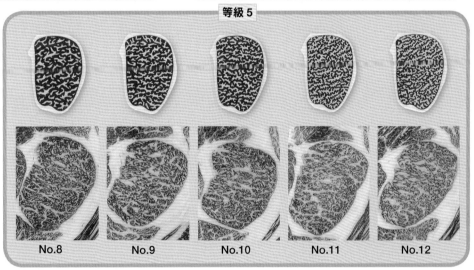

等級1　No.1

等級2　No.2

等級3　No.3　No.4

等級4　No.5　No.6　No.7

等級5　No.8　No.9　No.10　No.11　No.12

肉品評級的指標——牛肉脂肪分布標準

圖中顯示「肉質等級」的評定標準，即「脂肪分布」（霜降狀態）等級。評級員會對照標準，判定肉品屬於何種等級。

No.1評為等級1、No.2是等級2、No.3及No.4是等級3、No.5～No.7是等級4，最後No.8～No.12是等級5。等級越高，脂肪布分的量越多，但同一等級間脂肪分布的情況也可能會有差異。

圖片提供：公益社團法人日本食肉評級協會

利用遺傳訊息創造更美味的肉

近年來為了更有效率的品種改良而進行牛的遺傳訊息的研究，例如已經發現牛體內製造脂肪酸的基因「FASN」，以及改變脂肪酸種類的基因「SCD」，已知2種基因各擁有2種類型，會影響霜降的狀態和脂肪內含脂肪酸的比例。

遺傳訊息在畜產領域的應用廣受世界各國期待，在日本以容易出現霜降的豬隻間共通的基因特徵為線索，進行豬的品種改良，開發出「波諾豬」。這種豬的特色是，夾雜在肌肉縫隙間的脂肪量（霜降的比例）約為一般豬肉的2倍。波諾豬目前已在日本國內販售。

能自由改變基因的「基因編輯技術」在近年蔚為話題，備受矚目與期待，全球的技術開發競賽正如火如荼，世界各國都在研究利用基因編輯開發食品的操作方式。在基因的基礎上追求肉品美味的嘗試才正要開始。

（撰文：大嶋繪理奈）

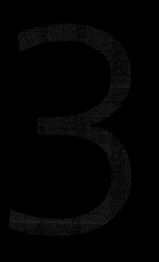

3 身體吸收營養素的機制

協助 杉本久美子／河村 修／大杉 滿／桑原厚和／丹藤雄介／小川 順／三五一憲／
德永勝人

Part2已經介紹了我們生存不可或缺的「營養素」及其功能，Part3中就更進一步來看看營養素（碳水化合物、蛋白質、脂質）在體內是如何分解成小分子，然後為身體所吸收。

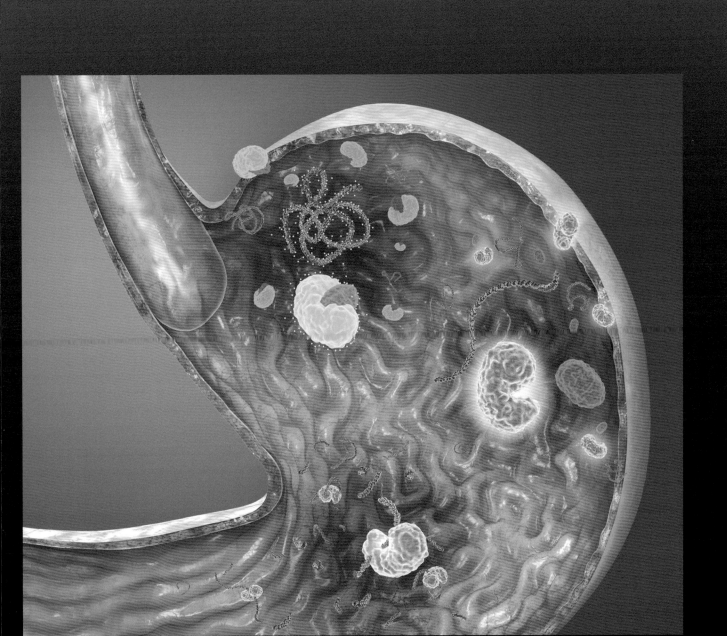

唾液只能分解米飯、麵包、根莖類等碳水化合物

不時就會聽到「細嚼慢嚥」這句叮嚀，咀嚼不只是為了用牙齒對食物進行物理上的磨碎，也是為了讓唾液與食物混合。唾液含有「消化酶」，能將食物中的營養素轉變成身體能吸收的狀態。

唾液的消化酶會產生甜味，減少黏性

「碳水化合物（澱粉是其中之一）」、「蛋白質」、「脂質」合稱三大營養素，以漢堡為例，能從麵包攝取碳水化合物，從肉排攝取蛋白質和脂質，但無論如何咀嚼、與唾液混合，能消化的幾乎只有澱粉。唾液中的消化酶絕大部分是「澱粉酶」，無法同時分解蛋白質和脂質。

米飯、麵包、根莖類食物所含的澱粉，是由為數幾十到幾萬個葡萄糖分子串連而成，澱粉酶能兩兩一組（麥芽糖），將這些葡萄糖斷開，慢慢咀嚼米飯時吃到的甜味就是從麥芽糖來的，雖然還不能為身體所吸收，但這是消化的第一階段。

人類在文明發展的過程中逐漸開始將澱粉加熱後食用，加熱過的澱粉會產生漿糊般的黏性，容易黏在口腔裡，經過澱粉酶分解，也有減少黏附，易於吞嚥的作用。

澱粉酶將澱粉分子切短

這是食物（含三大營養素）與唾液的混合物之中，「澱粉酶」（一種消化酶，即 α-澱粉酶）分解澱粉的示意圖。葡萄糖簡化為綠色的六邊形。由葡萄糖連結成長串的澱粉，會在澱粉酶的作用下，最終分解成由兩個葡萄糖構成的麥芽糖。另一方面，澱粉酶無法分解蛋白質（紅色）和脂質（橘色）。各成分都經過放大來呈現。

口腔與食道

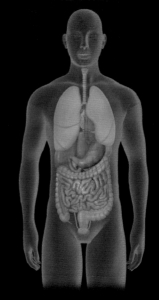

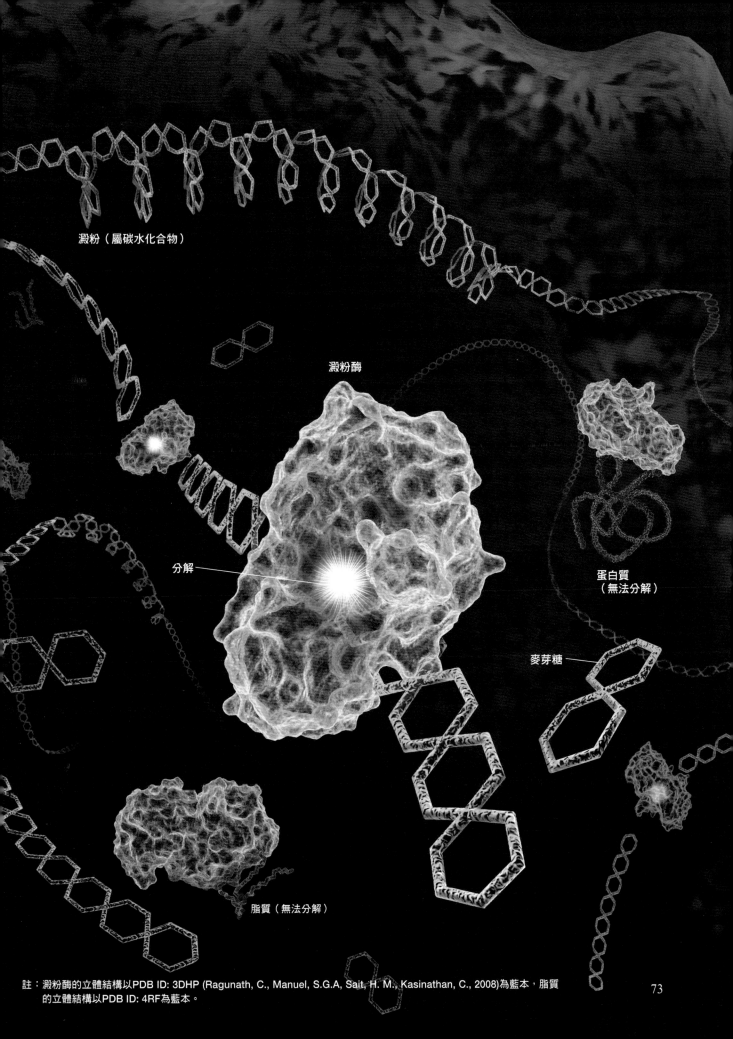

澱粉（屬碳水化合物）

澱粉酶

分解

蛋白質
（無法分解）

麥芽糖

脂質（無法分解）

註：澱粉酶的立體結構以PDB ID: 3DHP (Ragunath, C., Manuel, S.G.A, Sait, H. M., Kasinathan, C., 2008)為藍本，脂質
的立體結構以PDB ID: 4RF為藍本。

胃酸無法直接消化肉類和魚類

對很多人來說，烤肉和生魚片是美食。從肉類和魚類可以攝取到大量蛋白質。唾液的消化酶（澱粉酶，請參考72頁）無法分解蛋白質，要到胃裡才開始由胃液中的「胃蛋白酶」（pepsin）進行蛋白質分解。

胃酸鬆開蛋白質，讓消化酶發揮功能

胃液是鹽酸（胃酸）與消化酶的混合物。由於酸給人「會溶解東西」的印象，所以很容易誤以為胃酸會消化蛋白質，但其實胃酸只是將纏在一起的蛋白質分子鬆解而已。若要將蛋白質分子切成人體容易吸收的長度，需要胃蛋白酶從旁協助。

胃蛋白酶剛分泌時無法發揮正常作用，經過屬於強酸的胃酸洗禮，才能夠解除「抑制物」（limiter）並發揮功能，將蛋白質分子切短。蛋白質分子是由幾十到幾千個胺基酸分子連結而成，胃蛋白酶能將連接在一起的蛋白質分子粗略切斷。

像這樣，胃酸是藉由發揮上述的兩種功能協助消化的進行。

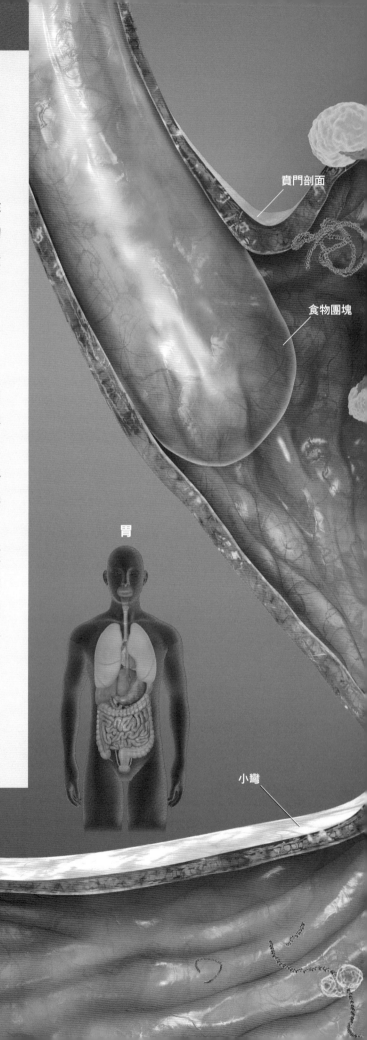

賁門剖面

食物團塊

胃

小彎

幽門剖面

←往十二指腸

切斷蛋白質的胃消化酶 — 胃蛋白酶

嚼碎的食物與唾液混合成能通過喉嚨的糜狀物，稱為「食物團塊」。圖中顯示食物團塊進入胃裡，其中的蛋白質被消化的過程（1～3）。另外，食物停留在胃中時，食物團塊也會在唾液所含之消化酶的作用下，進行碳水化合物的分解。

如同左圖所示，胃的內表層散布著許多皺褶，胃小彎（gastric lesser curvature，圖左側）的皺褶比較平滑且順著胃的方向，而胃大彎（圖右側）的皺褶則較為扭曲。水分等液體大多會順著胃小彎處的皺褶流下來，幾乎不會停留在胃裡。

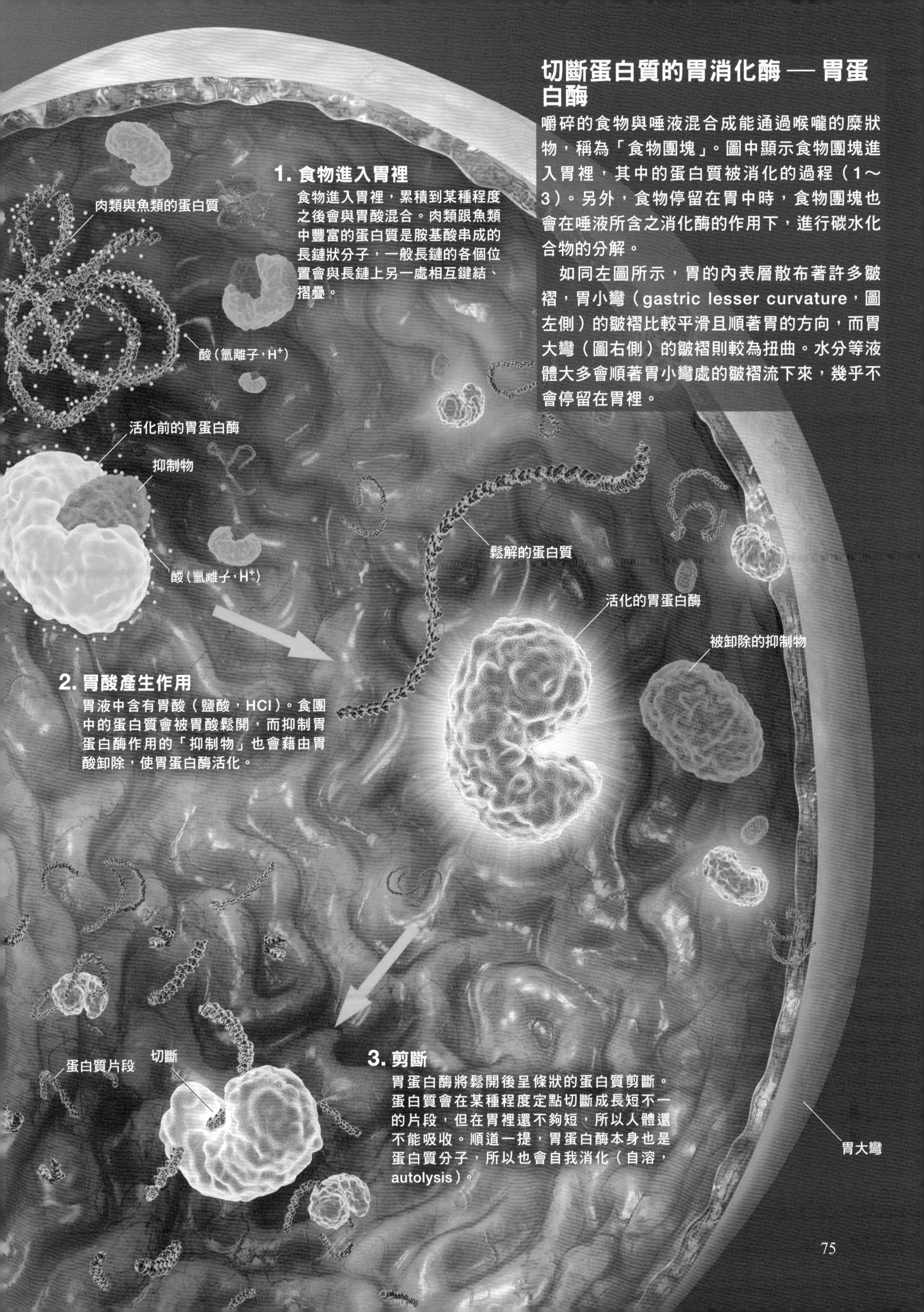

肉類與魚類的蛋白質

1. 食物進入胃裡
食物進入胃裡，累積到某種程度之後會與胃酸混合。肉類跟魚類中豐富的蛋白質是胺基酸串成的長鏈狀分子，一般長鏈的各個位置會與長鏈上另一處相互鍵結、摺疊。

酸（氫離子，H⁺）

活化前的胃蛋白酶

抑制物

酸（氫離子，H⁺）

鬆解的蛋白質

活化的胃蛋白酶

被卸除的抑制物

2. 胃酸產生作用
胃液中含有胃酸（鹽酸，HCl）。食團中的蛋白質會被胃酸鬆開，而抑制胃蛋白酶作用的「抑制物」也會藉由胃酸卸除，使胃蛋白酶活化。

蛋白質片段

切斷

3. 剪斷
胃蛋白酶將鬆開後呈條狀的蛋白質剪斷。蛋白質會在某種程度定點切斷成長短不一的片段，但在胃裡還不夠短，所以人體還不能吸收。順道一提，胃蛋白酶本身也是蛋白質分子，所以也會自我消化（自溶，autolysis）。

胃大彎

若胰液是強力消化液，是否會連胰臟本身都消化掉呢？

食物經過胃之後，消化道就連接到小腸的第一個區域「十二指腸」。在十二指腸裡，有胰臟分泌的「胰液」（pancreatic juice），以及肝臟製造、膽囊濃縮的「膽汁」（bile）。和胃液混合的粥狀物到達十二指腸後，胰液和膽汁的分泌量會急速增加。

胰液和膽汁呈鹼性，含大量「碳酸氫根離子」（HCO_3^-），和製造胃酸的反應副產物是同樣的分子。碳酸氫根離子在十二指腸中用來中和胃酸。胃的消化酶在強酸的環境中才能產生作用，而胰液的消化酶若不在近似中性的環境，就無法發揮功能。此外，唾液中所含的澱粉消化酶（即澱粉酶）在胃中會失去分解能力，但胰液中也含有澱粉酶，所以在十二指腸或更前段即可充分消化澱粉。

胰液中含蛋白質消化酶之類的酶不只5種，

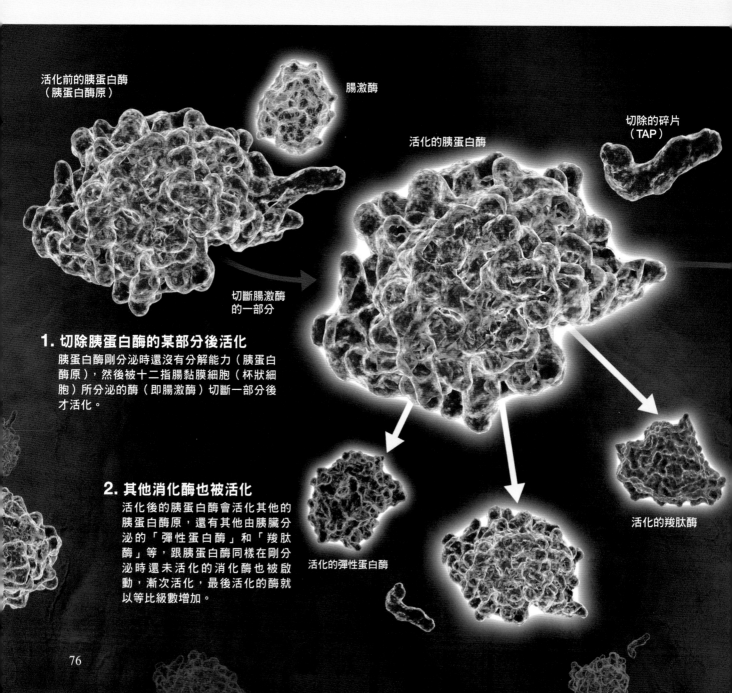

活化前的胰蛋白酶
（胰蛋白酶原）

腸激酶

活化的胰蛋白酶

切除的碎片
（TAP）

切斷腸激酶的一部分

1. 切除胰蛋白酶的某部分後活化

胰蛋白酶剛分泌時還沒有分解能力（胰蛋白酶原），然後被十二指腸黏膜細胞（杯狀細胞）所分泌的酶（即腸激酶）切斷一部分後才活化。

2. 其他消化酶也被活化

活化後的胰蛋白酶會活化其他的胰蛋白酶原，還有其他由胰臟分泌的「彈性蛋白酶」和「羧肽酶」等，跟胰蛋白酶同樣在剛分泌時還未活化的消化酶也被啟動，漸次活化，最後活化的酶就以等比級數增加。

活化的彈性蛋白酶

活化的羧肽酶

是強力消化液，其中最重要的消化酶就是「胰蛋白酶」（trypsin），胰蛋白酶會一一活化其他的消化酶，進行蛋白質的消化（插圖）。以肌膚彈力來源之一的蛋白質「膠原蛋白」為例，就算吃下肚也不會直接以膠原蛋白的形式建構身體，會先被胰液的消化酶分解成小分子之後才得以吸收。

死後胰臟也會被自身的消化液消化

江戶時代著名醫學家山脇東洋所繪製的解剖圖並沒有記錄胰臟，日本弘前大學專攻胰臟病學的丹藤雄介博士說：「人死後胰臟會被自身產生的消化液自溶，因此胰臟被認為是一團膿狀的器官。另外在山脇東洋之後進行的其他解剖，弟子栗山考庵就記錄了胰臟的部分。」那麼，胰臟在平時為什麼不會被自己所分泌的酶分解掉呢？

事實上胰蛋白酶從胰臟到達十二指腸後，必須切斷一部分才能發揮功效。胰臟中也有蛋白質附著在胰蛋白酶上，阻礙其作用（圖中省略）。有這雙重保護機制，胰臟平常才不會自溶。另外，十二指腸和胃一樣也有黏液保護。

消化酶以「等比級數」快速活化

圖中所示為活化前的胰蛋白酶（胰蛋白酶原）到達十二指腸，活化後和其他消化酶一起分解蛋白質（胺基酸鏈）的過程（1～4）。胃的消化酶將蛋白質的長鏈切成小段（胃蛋白酶），十二指腸中活化的消化酶再將變短的胺基酸鏈分解得更細小。相對於各種酶，胺基酸的尺寸經過放大。

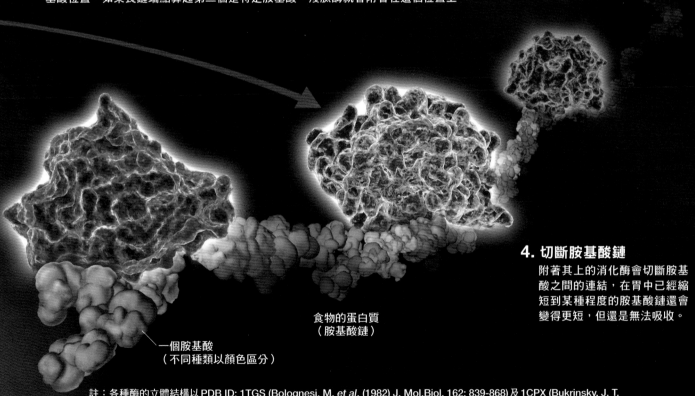

3. 羧肽酶會附著在胺基酸鏈上特定的位置

蛋白質的分子結構是胺基酸串連成的長鏈，胰蛋白酶和彈性蛋白酶會附著在鏈上特定的胺基酸位置。如果長鏈端點算起第二個是特定胺基酸，羧肽酶就會附著在這個位置上。

4. 切斷胺基酸鏈

附著其上的消化酶會切斷胺基酸之間的連結，在胃中已經縮短到某種程度的胺基酸鏈還會變得更短，但還是無法吸收。

食物的蛋白質
（胺基酸鏈）

一個胺基酸
（不同種類以顏色區分）

註：各種酶的立體結構以PDB ID: 1TGS (Bolognesi, M. *et al.* (1982) J. Mol.Biol. 162: 839-868) 及 1CPX (Bukrinsky, J. T. *et al.* (1998) Biochemistry 37: 16555-16564), 1GWA (Evans, G. *et al.* (2002) Acta Crystallogr., Sect. D 58: 976), 1EKB (Lu, D. *et al.* (1999) J. Mol.Biol. 292: 361-373) 為藍本。

膽汁會發揮肥皂一般的作用，將脂質轉化成易於分解的形態

在十二指腸中，不只分解蛋白質，也會正式開始分解脂質。據說脂質有50～70%是在十二指腸以後才分解（脂肪在口腔分解的比例很低，在胃分解的比例在10～30%之間）。

十二指腸中還有來自膽囊的深綠色「膽汁」，事實上膽汁不屬消化酶。去掉水分，膽汁的成分約有50%是「膽汁酸」（bile acid）。而正常糞便所呈現的黃褐色，就是來自膽汁所含的色素（膽紅素）。

同時結合水跟油就是膽汁的工作

分解脂質的酶是胰液中所含的「脂肪酶」，但膽汁酸在脂質分解上也是不可或缺的。

膽汁酸的工作和肥皂很類似，這兩者的分子結構都包括了易與水以及油結合的部分。膽汁酸會將容易與油結合的部分對著脂質，而容易與水結合的部分對著水，在本來難以互溶的油水之間搭起橋梁。如此一來，溶於水（消化液）中的脂肪酶就容易接觸到脂質。

當胰臟出現發炎或長腫瘤等異常狀況時會無法分泌脂肪酶，膽汁酸也會沉澱，因而使得脂質無法順利消化，如此就會出現被稱為「脂肪便」（steatorrhea）的症狀，這是一種排放量大且呈現灰色的糞便（一如脂肪的顏色）。「脂肪便」是消化不良的症狀之一，需要妥善治療。

直到脂肪被消化之前

從奶油、肉類、魚類中攝取的脂質大部分是中性脂肪（別名三酸甘油酯），其他的脂質如游離脂肪酸、膽固醇等等，不用分解成小分子也能吸收，所以需要分解成小分子的只有中性脂肪。圖示為胰液中含有的消化酶（亦即脂肪酶）分解中性脂肪的過程（1～4），背景以在水中進行來呈現。

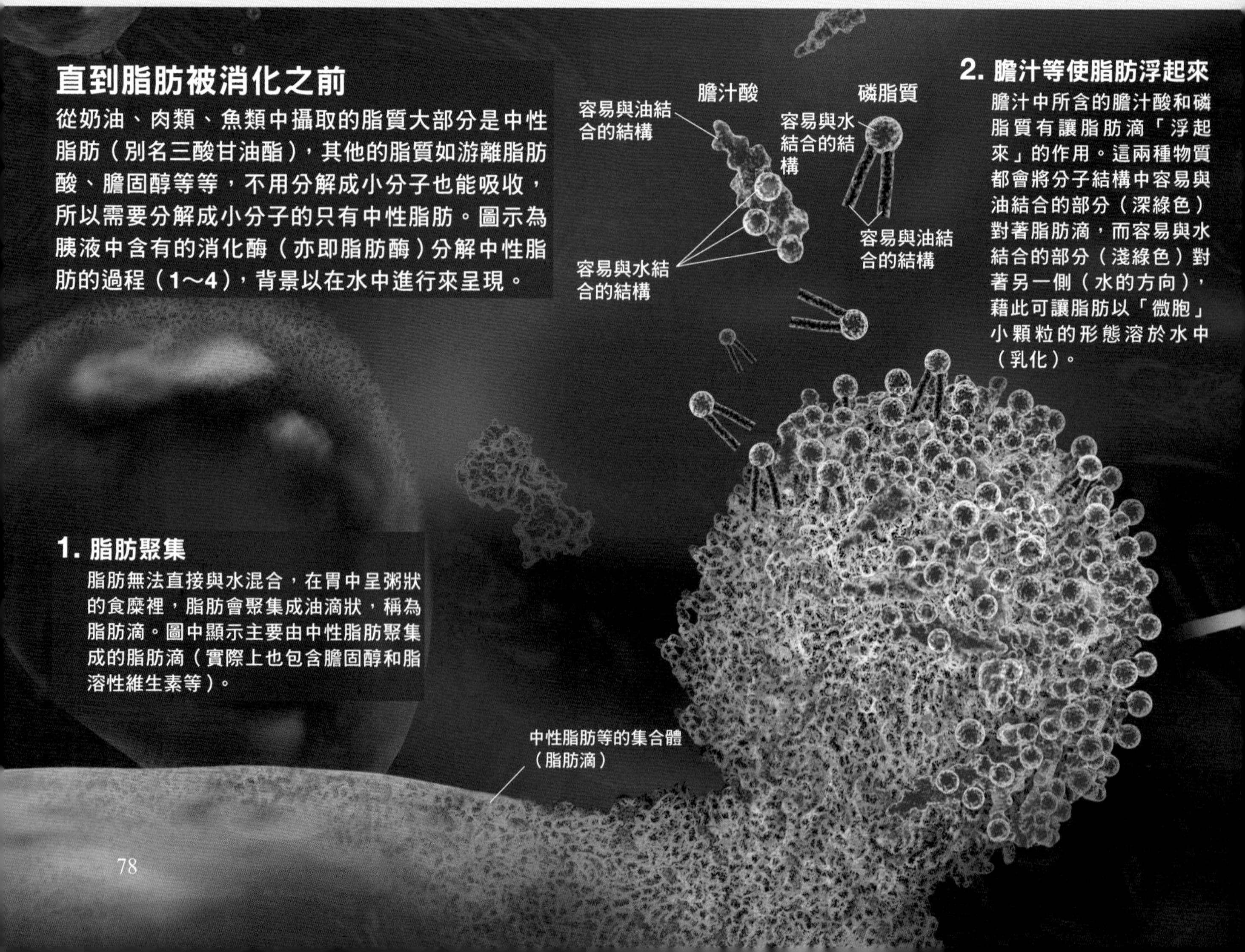

膽汁酸

容易與油結合的結構

容易與水結合的結構

容易與水結合的結構

磷脂質

容易與水結合的結構

容易與油結合的結構

2. 膽汁等使脂肪浮起來

膽汁中所含的膽汁酸和磷脂質有讓脂肪滴「浮起來」的作用。這兩種物質都會將分子結構中容易與油結合的部分（深綠色）對著脂肪滴，而容易與水結合的部分（淺綠色）對著另一側（水的方向），藉此可讓脂肪以「微胞」小顆粒的形態溶於水中（乳化）。

1. 脂肪聚集

脂肪無法直接與水混合，在胃中呈粥狀的食糜裡，脂肪會聚集成油滴狀，稱為脂肪滴。圖中顯示主要由中性脂肪聚集成的脂肪滴（實際上也包含膽固醇和脂溶性維生素等）。

中性脂肪等的集合體（脂肪滴）

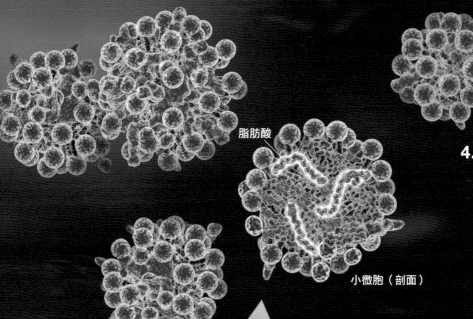

脂肪酸

小微胞（剖面）

4. 化為更小的顆粒

脂肪酶進行分解後，微胞中的脂肪酸持續增加。而食物與消化液藉由小腸蠕動逐漸混合後，因消化酶反應進行，脂肪酸或單酸甘油酯脫離，微胞的直徑會縮小到 5 奈米（奈米為10億分之 1 公尺）左右，距離被吸收只差一點點了。

3. 脂質分解

與油相較，消化酶（指脂肪酶）更容易與水結合，而微胞表面集中易與水結合的結構，所以脂肪酶更容易接近脂肪，也更容易作用。

原本由三個脂肪酸與一個甘油結合形成的中性脂肪，會因脂肪酶作用而分解成一個脂肪酸與甘油結合的分子（稱為單酸甘油酯）及兩個脂肪酸。

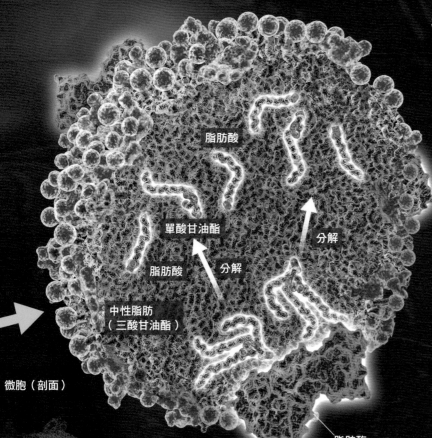

脂肪酸

單酸甘油酯

分解

脂肪酸

分解

中性脂肪
（三酸甘油酯）

微胞（剖面）

微胞

脂肪酶

註：脂肪酶的立體結構是以PDB ID: 1N8S (van Tibeurgh, H., Sarda, L., Veger, R., Cambillau, C. (1992) Nature 359: 159-162)為藍本，三酸甘油酯的立體結構是以PDB ID: 4RF為藍本。

米、肉、魚等食物最終在「小腸細胞微絨毛」分解

食物通過十二指腸後來到小腸的空腸，這裡有許多皺褶，沿腸壁呈輪狀環繞，皺褶表面就像地毯表面般，布滿無數高約1公釐的突起，這些突起就是「微絨毛」（microvilli）的構造。錯綜複雜的皺褶和絨毛有增加腸內表面積的效果，表面積越大，就有越多消化酶分解完的營養素接觸到小腸細胞，使吸收更有效率。

經澱粉酶分解澱粉所形成的麥芽糖，最終會來到小腸，另外在澱粉的分子結構中，其實有澱粉酶無法完全分解的部分，分解到一半的「糊精」（dextrin，所謂限制性糊精）也會來到小腸。麥芽糖及糊精等最後就是在「微絨毛」——小腸細胞表面嵌有消化酶的無數微細突起——分解為葡萄糖。

通過糖與胺基酸專用的「旋轉門」

從烤魚等食物中攝取的蛋白質會被胃液及胰液的消化酶切成小段，化為由3到8個胺基酸串成的「寡肽」（oligo-peptide）來到小腸。微絨毛上嵌著消化酶，能從寡肽的末端將單個胺基酸逐個切下來。細胞內也存在消化酶，會將分解到一半、由2到3個胺基酸串成的胜肽分解成單個胺基酸。這裡擁有能將所有蛋白質分解成分散胺基酸予以吸收的機制。

微絨毛提供給葡萄糖、胺基酸、分解一半的胜肽等各自專用的入口。這些入口有如不停旋轉的旋轉門，讓離子流入，並乘著這股離子流吸收營養素[※]。如此一來，就在數小時內於腸道內完成米飯與魚類等食物的消化和吸收。

※：屬於單醣的果糖及部分胺基酸不會乘著離子流，而是藉由擴散作用進入小腸的細胞內。

澱粉與蛋白質的最終分解

圖中所示為蛋白質與澱粉在未經完全消化的情況下，分別形成寡肽以及麥芽糖、糊精，而在小腸細胞中分解吸收的過程（1～3）。營養素、消化酶及通道比例已放大，為了便於呈現而強調長有微絨毛的一側（原本形態接近左下圖）。此外，實際上存在許多種的消化酶以及通道。

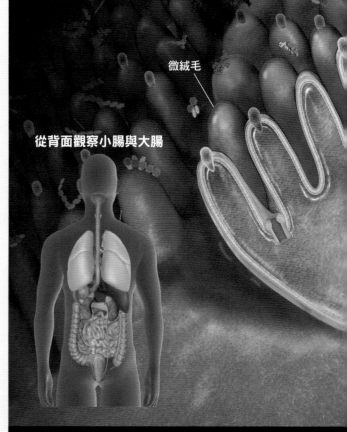

1a.切下胺基酸

微絨毛內嵌有消化酶（胺肽酶及羧肽酶），能從寡肽的末端將胺基酸逐個切下來。蛋白質通常是由各種胺基酸組成，所以藉由胜肽酶的作用，會將各種胺基酸切下來。

微絨毛

從背面觀察小腸與大腸

形成「絨毛」的細胞上有「微絨毛」

將小腸皺褶放大的圖示，呈現高約1公釐的絨毛剖面。微血管（紅色，不分動脈或靜脈）及淋巴管（紫色，遍布全身，回收組織液等）貫穿其間，運送吸收進來的營養素。

絨毛表面排列著許多小細胞（上皮細胞），這種小腸上皮細胞的表面（靠管腔的方向）有許多直徑為0.0001～0.0003公釐（相當0.1～0.3微米）且突起極小的「微絨毛」。

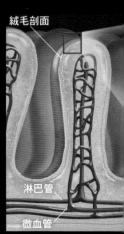

絨毛剖面

淋巴管

微血管

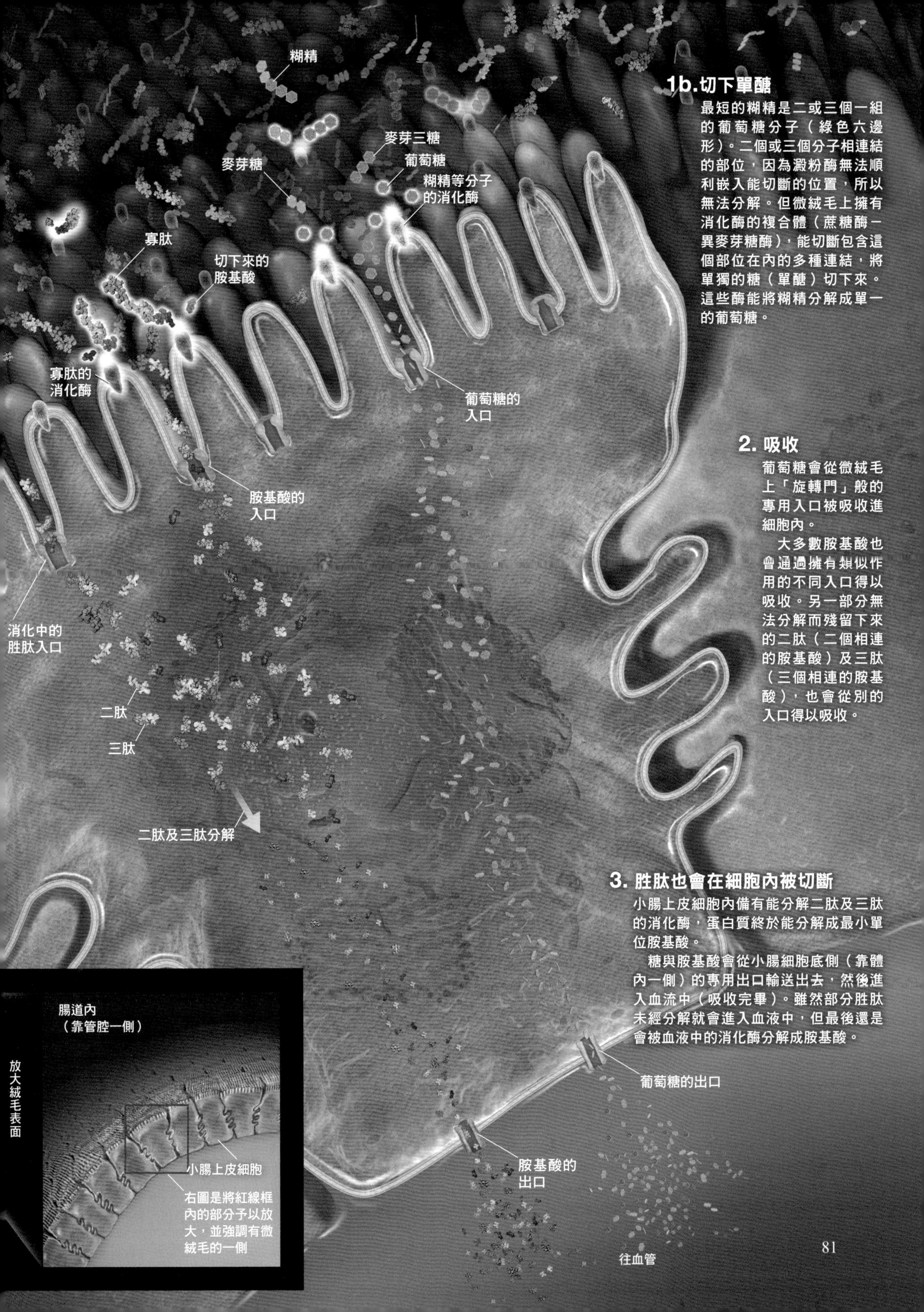

糊精

麥芽三糖

葡萄糖

麥芽糖

糊精等分子
的消化酶

寡肽

切下來的
胺基酸

寡肽的
消化酶

胺基酸的
入口

葡萄糖的
入口

消化中的
胜肽入口

二肽

三肽

二肽及三肽分解

1b. 切下單醣

最短的糊精是二或三個一組的葡萄糖分子（綠色六邊形）。二個或三個分子相連結的部位，因為澱粉酶無法順利嵌入能切斷的位置，所以無法分解。但微絨毛上擁有消化酶的複合體（蔗糖酶－異麥芽糖酶），能切斷包含這個部位在內的多種連結，將單獨的糖（單醣）切下來。這些酶能將糊精分解成單一的葡萄糖。

2. 吸收

葡萄糖會從微絨毛上「旋轉門」般的專用入口被吸收進細胞內。

大多數胺基酸也會通過擁有類似作用的不同入口得以吸收。另一部分無法分解而殘留下來的二肽（二個相連的胺基酸）及三肽（三個相連的胺基酸），也會從別的入口得以吸收。

3. 胜肽也會在細胞內被切斷

小腸上皮細胞內備有能分解二肽及三肽的消化酶，蛋白質終於能分解成最小單位胺基酸。

糖與胺基酸會從小腸細胞底側（靠體內一側）的專用出口輸送出去，然後進入血流中（吸收完畢）。雖然部分胜肽未經分解就會進入血液中，但最後還是會被血液中的消化酶分解成胺基酸。

葡萄糖的出口

胺基酸的出口

放大絨毛表面

腸道內
（靠管腔一側）

小腸上皮細胞

右圖是將紅線框內的部分予以放大，並強調有微絨毛的一側

往血管

人的飲食殘渣就由腸道菌叢來「消化」！

提到大腸的工作，就會聯想到製造糞便，其實大腸中「食物殘渣」化為糞便時，會發生不靠人體細胞分泌的消化酶所進行的「消化」。腸道菌可分解大部分水溶性膳食纖維，來自食物中無法消化吸收的分子，有一部分則會轉換成別的形態。

產生能源兼使微量成分好吸收

腸道菌會分解膳食纖維製造單醣，再吸收這些單醣才能活動，丁酸（butyric acid）等小分子脂肪酸（為短鏈脂肪酸，碳數 2 到 4）是製造過程的副產物，大部分會被大腸細胞當成製造黏液或吸收水分時的能量來源。

另外，沙拉油所含的亞麻油酸（linoleic acid）和油酸之類長鏈脂肪酸，有部分會為腸內的乳酸菌等轉換成別的形態。日本京都大學進行腸道菌脂質代謝研究的小川順博士指出：「腸道菌除了分解人類的飲食殘渣，還會轉換腸內的脂質和胺基酸等，使其產生多樣化。腸道菌產出的物質在種類和分量上都不容小覷，這些物質能增強腸細胞之間的結合，強化人體在防止病原體入侵的屏障功能，也能成為促進免疫系統作用的訊號。」

腸道菌還能將維生素等微量成分轉換成吸收性高的形態，並分解、吸收普林等希望減少攝取的食物成分，避免人體吸收。小腸中的菌量不到大腸的0.1％，數量雖少得多但還是有細菌存在，就整個腸道來看，幾乎所有營養素的消化與吸收，可說都與腸道菌有關。

腸道菌集體進行的「消化」

腸道菌以包含多種細菌的「腸道菌叢」形式集體共生。右頁圖是以所謂益生菌廣為人知的「比菲德氏菌」（雙叉桿菌屬，Bifidobacterium）及「乳酸桿菌」（乳桿菌屬，Lactobacillus）等細菌，製造短鏈脂肪酸和轉換長鏈脂肪酸的過程。圖中只畫出部分的分解和轉換，事實上還有各種反應未觸及。另外，圖中營養素的比例已經放大，並非實際大小。

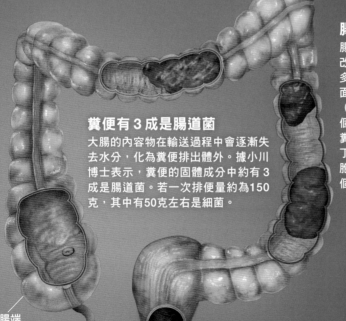

糞便有 3 成是腸道菌

大腸的內容物在輸送過程中會逐漸失去水分，化為糞便排出體外。據小川博士表示，糞便的固體成分中約有 3 成是腸道菌。若一次排便量約為150克，其中有50克左右是細菌。

近小腸端

近肛門端

腸道菌有哪些成員？

腸道菌叢的組成分子會依年齡和飲食習慣而改變，一般而言，在幼年期到青年期之間最多的是比菲德氏菌，還有會視情況而帶來正面或負面影響的伺機性病原菌「類桿菌屬」（Bacteroides，1 克糞便中含10億到 1 千億個）等；其次是大腸桿菌和乳桿菌等（1 克糞便中含10萬到 1 億個）；再其次是會產生丁酸，但也有報告顯示具有害作用的梭狀芽胞桿菌屬（Clostridium，1 克糞便中含 1 萬個以下）等。

註：亞麻油酸的立體結構以PDB ID: 2Q9S (Gillilan, R. E. *et al.* (2007) J. Mol.Biol. 372: 1246-1260)的局部為藍本。

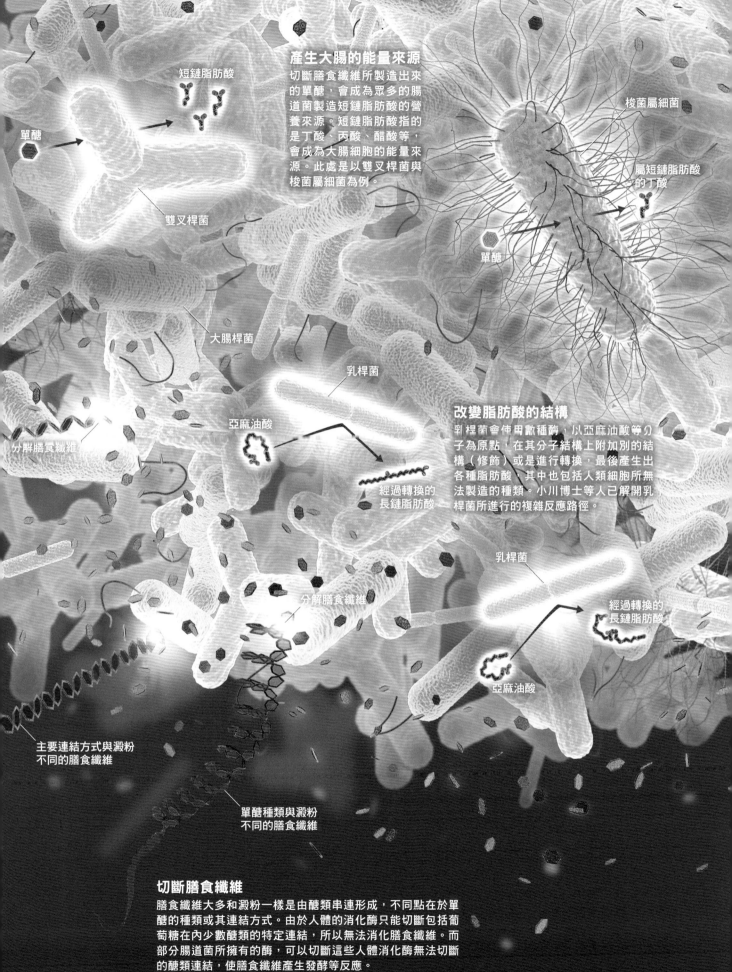

產生大腸的能量來源
切斷膳食纖維所製造出來的單醣，會成為眾多的腸道菌製造短鏈脂肪酸的營養來源。短鏈脂肪酸指的是丁酸、丙酸、醋酸等，會成為大腸細胞的能量來源。此處是以雙叉桿菌與梭菌屬細菌為例。

短鏈脂肪酸

單醣

雙叉桿菌

大腸桿菌

乳桿菌

亞麻油酸

經過轉換的
長鏈脂肪酸

分解膳食纖維

分解膳食纖維

主要連結方式與澱粉
不同的膳食纖維

單醣種類與澱粉
不同的膳食纖維

梭菌屬細菌

屬短鏈脂肪酸
的丁酸

單醣

改變脂肪酸的結構
乳桿菌會使用數種酶，以亞麻油酸等分子為原點，在其分子結構上附加別的結構（修飾）或是進行轉換，最後產生出各種脂肪酸，其中也包括人類細胞所無法製造的種類。小川博士等人已解開乳桿菌所進行的複雜反應路徑。

乳桿菌

經過轉換的
長鏈脂肪酸

亞麻油酸

切斷膳食纖維
膳食纖維大多和澱粉一樣是由醣類串連形成，不同點在於單醣的種類或其連結方式。由於人體的消化酶只能切斷包括葡萄糖在內少數醣類的特定連結，所以無法消化膳食纖維。而部分腸道菌所擁有的酶，可以切斷這些人體消化酶無法切斷的醣類連結，使膳食纖維產生發酵等反應。

血糖值

高血糖為什麼不好？怎麼吃，血糖才不會過高？

對罹患糖尿病的人而言，控制血糖極為重要，部分情況甚至可能危及性命。血糖值居高不下，身體會出現什麼問題？非糖尿病患者是不是也該注意血糖值？

協助：三五一憲 日本東京都醫學綜合研究所 糖尿病性神經障礙計畫 計畫領導人

血糖值指的是血液中「葡萄糖」的濃度，葡萄糖是提供全身細胞所需能量的主要物質，當葡萄糖不足時，能量供給也會短缺，導致身體無法順利運作。另一方面，當葡萄糖過多時，組織和血管也會產生問題。因此身體具備預警機制，可隨時監控葡萄糖量並加以調節。

各式各樣的激素調控血糖值

負責監控血糖值的是大腦的「下視丘」，會反映血液中的葡萄糖濃度，促使不同的神經興奮，因進食等行為而致血糖值升高時，下視丘會刺激「副交感神經」，使胰臟的「β細胞」分泌出「胰島素」。胰島素的作用是

血糖值與身體的機制

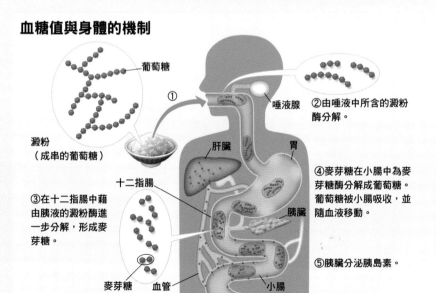

葡萄糖

澱粉
（成串的葡萄糖）

①

唾液腺

②由唾液中所含的澱粉酶分解。

肝臟

胃

十二指腸

④麥芽糖在小腸中為麥芽糖酶分解成葡萄糖。葡萄糖被小腸吸收，並隨血液移動。

胰臟

③在十二指腸中藉由胰液的澱粉酶進一步分解，形成麥芽糖。

⑤胰臟分泌胰島素。

麥芽糖　血管

小腸

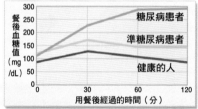

攝取葡萄糖後血糖值的變化

餐後血糖值（mg/dL）
300
250
200
150
100
50
0

糖尿病患者

準糖尿病患者

健康的人

0　30　60　120
用餐後經過的時間（分）

上圖顯示攝取葡萄糖後血糖值的變化（健康的人、準糖尿病患者、糖尿病患者）。健康的人即使在尖峰期血糖值每100毫升也不會超過140毫克（140 mg/dL），但準糖尿病患者在過了尖峰期後，仍然維持140 mg/dL以上，而糖尿病患者的血糖值不僅上升幅度大，就算過了一段時間也降不下來。

米飯（醣類）在酶的作用下，最終會分解成葡萄糖為小腸吸收，之後葡萄糖滲到血液中，導致血糖值上升。接著降低血糖值的激素（即胰島素）會因大腦指令而分泌出來，促使肌肉或脂肪組織將葡萄糖吸收到細胞中，最後血糖值便下降了。

促使葡萄糖吸收到肌肉或脂肪組織裡，將葡萄糖串成「肝醣」的狀態儲存在肌肉中，在脂肪組織中則是將葡萄糖轉換成「中性脂肪」，並加以儲存。血液中的葡萄糖減少，血糖值便下降（左頁圖）。

另外，空腹等血糖值低落時，下視丘會刺激「交感神經」促進激素分泌，以提高血糖值。胰臟「α細胞」所分泌的「升糖素」（glucagon），以及腎臟上方「腎上腺」內側（髓質）所分泌的「腎上腺素」（adrenaline）的「腎上腺素」（adrenaline），會對肝臟產生促進反應的作用，將肝醣轉換成葡萄糖。

其次，腎上腺外側（皮質）分泌的「皮質醇」（cortisol）能促進反應，從組成肌肉蛋白質的「胺基酸」和分解脂肪得到的「甘油」製造葡萄糖。這些反應產生的葡萄糖會滲到血液中，致使血糖值上升。另外，「腦下垂體前葉」分泌的兩種激素也能促使血糖值上升。

多餘的葡萄糖會轉變成有害物質

「糖尿病」肇因於胰島素分泌出現問題，導致無法自行降低血糖值。若血糖值一直居高不下（高血糖），會對身體產生哪些影響呢？

肌肉及脂肪組織缺乏胰島素，就無法將葡萄糖吸收進細胞裡，

血糖高低對身體帶來的負面影響

	對身體的影響
高血糖	細胞用不完而剩下的葡萄糖會轉換成山梨糖醇及果糖。山梨糖醇會累積在眼睛的水晶體裡造成白內障，而果糖及果糖的代謝產物會與蛋白質結合形成「糖化終產物」（advanced glycation end products，AGE）。AGE會引發細胞不正常生長和發炎，最後導致血管異常與腎臟病變。且AGE也會使傷害細胞的「自由基」難以清除，最後引發神經問題。
低血糖	當血糖值降到每100毫升血液60～70毫克時，會使交感神經興奮，產生手腳顫抖和出汗等症狀。若血糖值再下降（每100毫升血液50毫克以下），大腦功能會開始出現障礙，最後造成行為異常和昏迷等症狀。

但腎臟、眼球、神經等器官仍能吸收葡萄糖，因此在高血糖的狀態下，就會有大量葡萄糖進入這些器官的細胞。葡萄糖雖然是細胞的能量來源，但過多的葡萄糖進入細胞，使葡萄糖供過於求。

多餘的葡萄糖會轉換成「山梨糖醇」（sorbitol）或「果糖」等物質，這些物質會帶來危害，造成神經、血管和腎臟出問題（參考上表）。若是血糖持續在低值（低血糖）的狀態，也會對身體產生不良影響。

蔬菜、蛋白質、醣類的順序效果顯著

即使是健康的人，如果長期攝取容易讓血糖值上升的飲食，日後也容易罹患糖尿病。食物是否容易使血糖值上升，主要視以下情況而定，即醣類（膳食纖維以外的碳水化合物）和膳食纖維的量，以及在胃中停留的時間。

例如以醣類為主的食物中，白米和精磨過的麵粉做成的麵包就屬於此類，由於消化吸收十分迅速，血糖值也容易上升。但像糙米和全粒粉麵包等含有大量膳食纖維的食物，血糖值的上升就較為緩慢，因為膳食纖維具有減緩小腸吸收醣類的作用。

食用起司焗飯等醣類（米）搭配脂肪和蛋白質為主的食材（起司），血糖值上升速度也會變慢，因為脂肪和蛋白質在胃裡消化需要時間，而延緩了醣類往小腸移動的速度。用餐時按照蔬菜、蛋白質（肉或魚等）、醣類（白飯等）的順序進食，就能防止餐後血糖迅速上升。

另外，餐後血糖值上升也會引來睡意，可能是因為血液中葡萄糖濃度提高，造成腦中維持清醒的「食慾激素」分泌減弱，以及副交感神經興奮導致血壓降低。由於血糖值急速上升會引發強烈睏意，所以採取不易提高血糖值的飲食，也能避免飯後昏昏欲睡的困擾。總之，還是留意一下平常的飲食吧！　　　　　🪐

（撰文：大嶋繪理奈）

營養素如何分配最理想？

吃什麼容易發胖？

由於健康因素而減肥時，你會注意哪些部分呢？有人覺得吃油膩膩的食物會發胖，所以避免攝取脂肪，也有人採用近來最熱門的方法，把醣類攝取降到最低，但這些飲食習慣真的能保持我們身體健康嗎？理想的營養素攝取，到底該如何攝取才對？

協助：德永勝人 日本一般財團法人綠健康管理中心所長

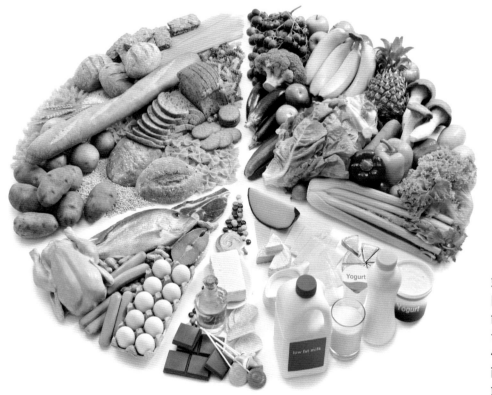

就算食品或營養素種類不同，如果卡路里（calorie，能量單位）相同，對於容易發胖與否基本上沒有差異，但限制特定營養素的飲食反而可能傷害健康。必須均衡飲食，切忌偏食，同時也要避免總卡路里過多的飲食。

「油膩膩的食物吃多了容易發胖」，應該有不少的人存有這樣的印象吧！？易於發胖是否會因食物或營養素的種類而不同呢？

醣類1克相當於4大卡，蛋白質也是4大卡，而1克的脂肪則是9大卡。若攝取的重量相同，則脂肪的卡路里最高。

也就是說，含有較多脂肪的食品，就算吃的時候不覺得吃太多（或是吃的分量並不多），最後卡路里過量的危險性還是很高。在這層意義上，「油膩膩的食物吃了容易發胖」這句話並不算錯。

但脂肪含量較多的食品令人容易發胖，也僅僅是因為容易吃下過多卡路里而已。那麼，如果攝取的卡路里相同，容不容易發胖會因不同種類的食品或營養素而有差異嗎？

熟悉肥胖機制的綠健康管理中心所長德永勝人博士表示：「如果卡路里相同，則食品或營養素對於是否容易發胖沒有太大的差異。」也就是說，不論是白米飯、麵包、肉類或美乃滋，就營養素而言，不管是醣類、脂肪或是蛋白質，1000大卡就是1000大卡。

減醣飲食有效嗎？

順道一提，有種說法是「減少醣類攝取，就不容易發胖」。針對這個說法，德永博士表示：「有實驗結果指出，在卡路里相同的情況下，持續採用兩種不同的飲食方式，一種是把醣類的攝取降到最低，另一種是營養素均衡攝取，兩相比較，前者的體重減輕較快。但實驗進行一段時間之後，最終所減掉的體重也是差不多的。」

限制醣類攝取有預防血糖值（血液中的葡萄糖濃度）急速上升的效果，所以對「糖尿病」（慢性高血糖的狀態）患者有益。但另一方面，日本糖尿病學會在2013年3月提出建言：「不限制總熱量的攝取量，只極端減少碳水化合物以求減重（中略）……目前並不建議這種方法。」

不建議的原因包括限制醣類攝取會增加蛋白質的比例，若蛋白質攝取過量，無法保證腎功能障礙患者的症狀不會惡化。

若是減少脂肪攝取，身體會出現什麼狀況呢？脂肪可用來做為細胞膜的原料，也有助於維生素的吸收。部分脂肪是人體無法合成的必需營養素。若持續避免攝取脂肪的飲食方式，可能造成血管和細胞膜變得脆弱、視力變差等負面影響。

營養素如何分配最理想？

世界衛生組織（WHO）的建議值
醣類……………55～60%以上
脂肪……………20～30%以下
蛋白質……15%以上

日本肥胖學會的建議值
醣類……………50～60%
脂肪……………20～25%
蛋白質……15～20%

在肥胖治療指標中，世界衛生組織和日本肥胖學會建議的飲食之營養素分配。

由於限制蛋白質的攝取量會直接關係到身體的營養不足，所以不列入討論。

不該太過限制特定營養素的攝取量

結論是，若是卡路里相同，容不容易變胖與食品或營養素的種類無關。想維持健康，均衡攝取各種營養素相當重要。

針對肥胖症的治療，世界衛生組織建議營養素的理想比例是醣類55～60%以上，脂肪20～30%以下、蛋白質15%以上。而日本肥胖學會的方針則是醣類50～60%，脂肪20～25%，蛋白質15～20%。

4

享受美食的身體機制

協助　東原和成／杉本久美子／島田昌一／伏木 亨／山本 隆

我們藉由飲食將各種維持生命所必需的「營養素」吃進體內。而食物的「香氣」和「美味」，則使得用餐充滿享受感。在Part4中，我們要來看看感受食物香氣與美味的身體機制，也就是嗅覺和味覺。

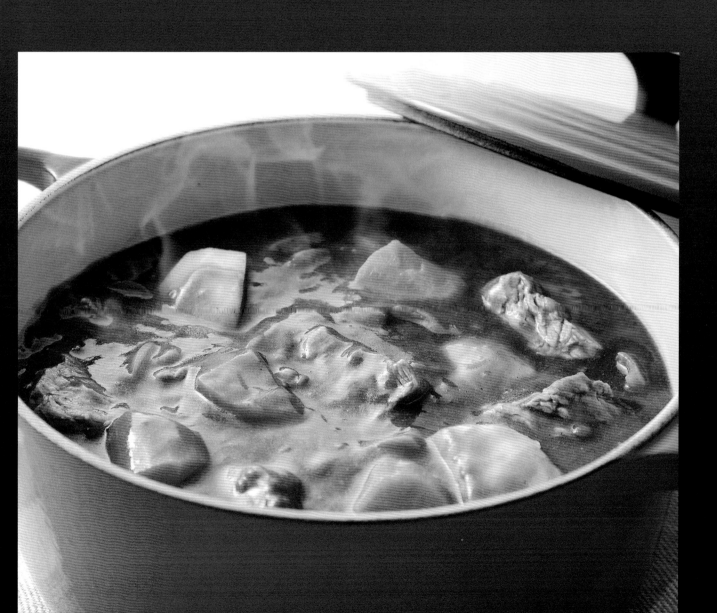

數萬種氣味物質的分辨機制

逛美食街或夜市，誘人的燒烤香撲面而來，這時，藉助鼻子與大腦聯手分析，瞬間分辨出醬汁的焦香味。

氣味的真面目是飄浮在空氣中的微量分子

空氣中飄浮著各式各樣的分子，它們可能來自食物，也可能來自天敵生物。氣味的真面目就是這些微小分子，當動物在嗅聞時，其實是在捕捉這些眼睛看不見的微量分子，從極微小的形狀差異中正確辨別這些分子的真實身分。

人類所能辨別的氣味物質可能超過數萬種之多，首先就來介紹分辨這些物質的關鍵機制。

以「接受器的組合」分辨數萬種氣味

辨識氣味物質的是「接受器」這種蛋白質，存在鼻腔後方謂之「嗅上皮」（olfactory epithelium）部位的嗅覺細胞表面。嗅覺接受器的種類多樣，分別擁有形狀各異的凹陷，若氣味物質完美嵌入凹陷裡，嗅覺細胞就會把這個訊息傳給大腦。

人類能分辨數萬種的氣味物質，如此一來，似乎就需要數萬種與之對應的接受器，但人類的嗅覺接受器只有400種左右。只有400種的接受器如何分辨數萬種氣味呢？

其實氣味物質大多可以其分子的各個部位與多個接受器結合，接著不同接受器就會將「這個氣味分子有『OH基』的結構」、「有『酮』這種結構」之類氣味物質的片段資訊傳到大腦的「嗅覺皮質」。接受器本身雖然只有400種，但「接受器的組合」可能有無數種。人類就根據「感應氣味物質的接受器組合」來辨識數萬種氣味物質。氣味的分辨就是如此巧妙地藉由處理數百種高性能感應器的訊息來完成。

在大腦附加「好惡」與「什麼味道」等資訊

辨識出的氣味物質訊息傳送到大腦的各個部位，在「杏仁核」附加「是否喜歡這個味道」等情緒相關的資訊，在「海馬迴」則附加「是不是以前聞過的味道」等記憶的資訊。

乍然感覺到「好香」的當下，訊息處理就在瞬間啟動。

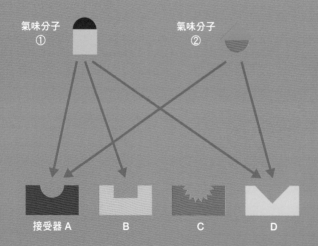

辨識數萬種氣味的關鍵就是「接受器的組合」

左圖將以接受器組合辨識氣味分子的機制予以簡化。氣味分子①的某個部位能完美嵌進接受器A、B、D，所以A、B、D會產生反應，而氣味分子②則只有接受器A跟D產生反應。光靠接受器A跟D無法區分①和②，但若是比較「A、B、D有反應」和「只有A、D有反應」這兩種組合，就能區分出氣味分子①與②。

氣味分子① 氣味分子②

接受器A B C D

氣味訊息會送到大腦的各個部位

下圖顯示傳遞氣味訊息的概要路徑。

鼻內後方有個稱為「鼻腔」的空間，鼻腔頂「嗅上皮」的組織上排列著「嗅覺細胞」，擁有感知氣味之感應器的「接受器」。

氣味訊息被嗅覺細胞感知後，會送到正上方大腦的一部分「嗅球」。

接著氣味訊息會以「有反應的接受器組合」傳到「嗅覺區」，並在此辨識氣味。

然後將氣味辨識訊息送到掌管記憶的海馬迴，對照過去聞過的味道進行解讀，例如「是學生時代常去的咖哩店味道！」，再送到掌管情緒的杏仁核之後做出「好香」抑或「惡臭」之類的判斷。

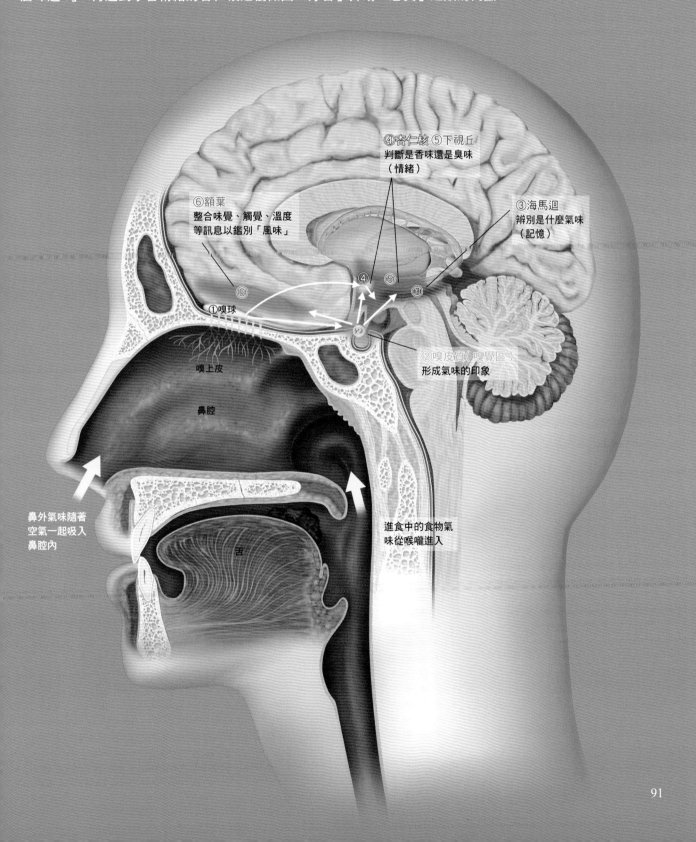

④杏仁核 ⑤下視丘
判斷是香味還是臭味
（情緒）

⑥額葉
整合味覺、觸覺、溫度
等訊息以鑑別「風味」

③海馬迴
辨別是什麼氣味
（記憶）

⑥

①嗅球

嗅上皮

鼻腔

②嗅皮質（嗅覺區）
形成氣味的印象

鼻外氣味隨著
空氣一起吸入
鼻腔內

進食中的食物氣
味從喉嚨進入

舌

認知「美味」是靠「大腦皮質」而非「舌頭」

放進口中的物品對自己究竟是營養物質或有害物質？是由分子結構上的細微差異來判定。原則上，對營養物質我們會感覺到「喜歡的味道」，有害物質則會感覺到「討厭的味道」，而無法消化、不能成為營養的東西則通常感覺不到味道。味覺是靈敏的感應器，會迅速鑑定放入口中之物的分子結構，判斷是有營養或有害。下面來看看品嘗食物感到「美味」的瞬間，口腔和大腦的運作。

舌頭上散布著「味蕾」

數十個感受味道的「味覺細胞」集合起來，形成「味蕾」構造。味蕾散布在舌頭表面、喉嚨以及上顎後方的「軟顎」部位。

味覺細胞感受到味道分子後，訊息會經由味覺神經，首先送達「延腦」的「孤束核」（nucleus of the solitary tract），以味道訊息為基礎產生反射性的反應，像分泌唾液、嘗到酸或苦味時皺眉或噁心，都是在此階段發生。首先將有營養或有害的重要判斷擺在第一位，以決定要吞嚥還是吐出。由於這些味道的基本分類和反射性反應是在腦幹（含延腦）發生，所以即使大腦出了問題也能持續作用。

「討厭的味道」在大腦會成為「美味」!?

就以吃烤肉為例，孤束核會承接「鹹味」、「鮮味」等味道訊息，並經由視丘將這些訊息送到大腦的「初級味覺區」，以分析味道的強弱與性質。接著在「眼眶額葉皮質」（orbitofrontal cortex，OFC）整合來自嗅覺與觸覺的風味及口感，在這裡形成我們享受烤肉時感受到的「對烤肉風味的印象」。

「杏仁核」發出所吃之物（如烤肉）的好惡「情緒」訊息，「下視丘」則會發生激素（掌管食慾）分泌的現象，並在「海馬迴」形成味道的記憶。這些過程全在大腦中運作。

此外，在孤束核分類為「討厭的味道」，卻在大腦感覺為「美味」，這樣的情況常常發生。

苦味和酸味本來是「討厭的味道」，直覺是「毒藥」或「腐敗物」。在味覺實驗中得知，若讓嬰兒將酸味或是苦味物質含在嘴裡，會立刻露出厭惡的表情。但也有很多人喜歡葡萄柚的酸跟苦或是咖啡的苦味。會覺得這些味道「很美味」，是由於大腦習得這些是安全且對身體有益的食物所造成的結果。

感覺美味時，大腦各個部位正發揮作用

當我們吃下食物，感覺「好久沒嘗到這麼好吃的味道」時，在味覺感受的味道上又附加了氣味、口感、記憶、喜惡（情緒）的訊息。大腦的各個部位這個過程中都在發揮作用。

感受味道的機制

位於舌頭等部位的「味覺細胞」感受到食物分子後，會經由味覺神經傳達到大腦下方「延腦」的「孤束核」，「鹹味」和「甜味」等味道訊息在這裡再轉送出去。

味道訊息傳到大腦皮質的眼眶額葉皮質後，會與氣味及口感訊息整合，產生我們所感覺到的「風味的印象」。

杏仁核會做出好惡的訊息判斷，海馬迴則根據過去錄存於大腦皮質的記憶，辨別出味道。

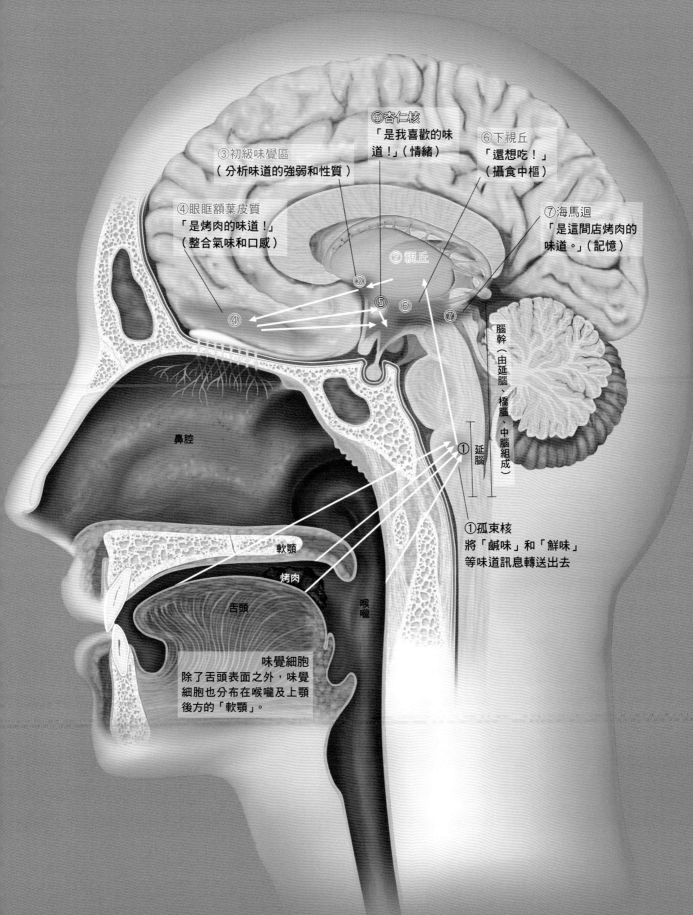

⑤杏仁核
「是我喜歡的味道！」（情緒）

③初級味覺區
（分析味道的強弱和性質）

⑥下視丘
「還想吃！」
（攝食中樞）

④眼眶額葉皮質
「是烤肉的味道！」
（整合氣味和口感）

②視丘

⑦海馬迴
「是這間店烤肉的味道。」（記憶）

③
⑤
⑥
⑦
④

腦幹（由延腦、橋腦、中腦組成）

鼻腔

①延腦

①孤束核
將「鹹味」和「鮮味」
等味道訊息轉送出去

軟顎

烤肉

舌頭

喉嚨

味覺細胞
除了舌頭表面之外，味覺
細胞也分布在喉嚨及上顎
後方的「軟顎」。

舌頭上對味道敏感的部位

　　「舌頭尖端感覺甜味，側面感覺酸味，舌根附近則感覺苦味。」這個說法是不是常聽到呢？但事實上，這個「味覺地圖」的理解方式是錯的。

　　舉例來說，有報告指出，舌頭側後方比舌尖和後方，對低濃度的酸味物質更具感覺傾向，然而舌頭側後方能感覺到的苦味物質，比酸味感知濃度下限※還要再淡100倍以上。

　　其實舌頭的每個部位對味道的敏感程度基本上大致相同，依序是①苦味、②酸味、③甜味或鹹味。苦味物質的感知閾值不到酸味物質的

幾十分之一，甚至只有甜味及鹹味物質的幾百分之一。

　　據說這個誤解肇因於根據19世紀研究結果集結而成的「味覺地圖」，由於圖解簡單易懂，因此而流傳開來。

　　日本東京醫科齒科大學研究味覺機制的名譽教授杉本久美子博士表示：「近年研究所得到的結論顯示，對味道的感受不會因舌頭部位不同而有明確的差異，這與味覺地圖並不相符。」

　　對不同味道的察覺本來就會依舌頭的部位而異，因為感受味道來源物質的味蕾組織，不可

感受味道的「舌乳突」之位置與構造

左下口腔圖中，舌頭上黃色區表示味道感應器「味蕾」的所在位置，另外還分別圖解四種舌乳突。

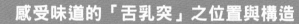

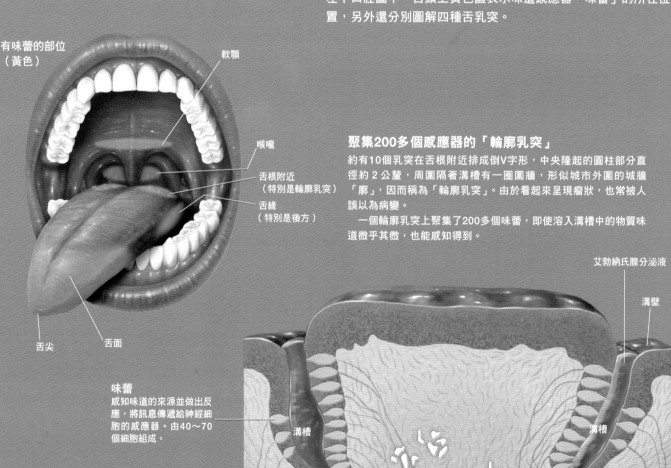

有味蕾的部位（黃色）

軟顎

喉嚨

舌根附近（特別是輪廓乳突）

舌緣（特別是後方）

舌尖

舌面

聚集200多個感應器的「輪廓乳突」

約有10個乳突在舌根附近排成倒V字形，中央隆起的圓柱部分直徑約 2 公釐，周圍隔著溝槽有一圈圍牆，形似城市外圍的城牆「廓」，因而稱為「輪廓乳突」。由於看起來呈現瘤狀，也常被人誤以為病變。

　　一個輪廓乳突上聚集了200多個味蕾，即使溶入溝槽中的物質味道微乎其微，也能感知得到。

艾勃納氏腺分泌液

溝壁

溝槽

溝槽

味蕾
感知味道的來源並做出反應，將訊息傳遞給神經細胞的感應器。由40～70個細胞組成。

艾勃納氏腺（Ebner's glands）
產生分泌液的細胞集合體。可藉由分泌液將味道物質從溝槽中沖洗掉，以感知新的味道。

艾勃納氏腺導管口

能完全遍布整個舌頭，而是集中在舌尖、舌根附近及舌緣後方。味蕾是40～70個細胞的集合體，其中包括對感測物質作出反應，並將訊息傳到神經細胞的細胞。

舌頭上的味蕾包含在名為「舌乳突」（lingual papilla）的突起結構裡（參考圖示），舌乳突有四種，擁有最多味蕾的是舌根附近的「輪廓乳突」（vallate papilla）。輪廓乳突大約有10個左右，每一個都擁有200多個（最多250個左右）味蕾。若是將舌頭盡量伸出再彎向一邊，就能看見輪廓乳突的邊緣。

味蕾數量在胎兒至襁褓時期最多，約有1萬個，成人則減少至6000～7000個。成人的味蕾約80%位於舌頭上，剩下約20%位於喉嚨及口腔深處頂端柔軟的部位（軟顎）。

位於喉嚨處的味蕾，就算是只喝水也會產生反應，這個反應據說與所謂「喉韻」有關。患有先天疾病導致味蕾稀少的人，似乎也能從上顎的味蕾感受到各種味道。

為了確保靈敏度，味蕾平均每十天就會將細胞汰舊換新，與細胞更新相關的各種酶需要鋅元素，若是鋅攝取不足，會造成細胞更新停滯，導致味覺失靈。

※：比較味覺靈敏度時的濃度下限（閾值），有可察知某種味道存在的下限「檢測閾值」，以及可辨別味道種類的下限「認知閾值」。一般多以檢測閾值來比較味覺的靈敏度。

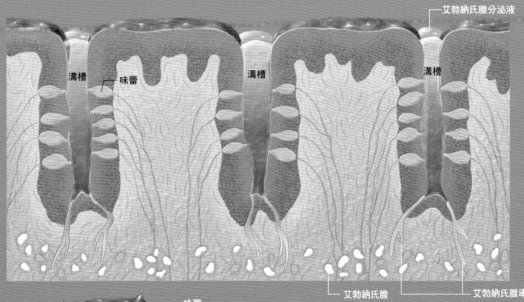

在舌緣排排站的「葉狀乳突」

葉狀乳突（foliate papillae）在舌緣後方排成一列，形成皺褶，一個皺褶的剖面有十幾個味蕾。

相鄰的葉狀乳突之間有溝槽，跟輪廓乳突一樣，會藉由溝槽底部艾勃納氏腺分泌的分泌液，將味道物質從溝槽中沖洗掉，以快速感知新的味道。

艾勃納氏腺分泌液

溝槽 味蕾 溝槽 溝槽

艾勃納氏腺 艾勃納氏腺導管

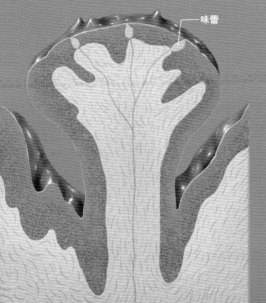

產生舌尖靈敏度的「蕈狀乳突」

味蕾

舌尖上呈香菇狀的乳突特別多，這些乳突沒有艾勃納氏腺。一個蕈狀乳突（fungiform papilla）的上表面有3到4個味蕾，因為位於上表面，所以與味蕾位於溝槽裡的輪廓乳突和葉狀乳突不同，能迅速感知到物質。

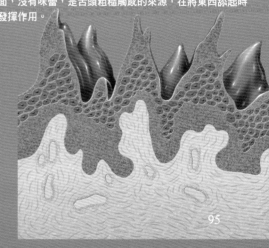

有助於將東西舔起的「絲狀乳突」

有無數個絲狀乳突（filariform papillae）滿布舌頭的上表面，沒有味蕾，是舌頭粗糙觸感的來源，在將東西舔起時發揮作用。

味道的感受方式不只一種

食物的溫度、身體的健康狀態都會改變感受味道的方式

大家有過這些經驗嗎？即使吃同一種東西，感受卻因人而異，有些人覺得很苦，有些人覺得不苦；或是原本冷冰冰或熱騰騰的食物，放到常溫之後味道就變了。這些與味道相關的神奇體驗，是因為感受味道的機制受到基因、溫度、嗅覺等各種因素影響而產生的。

協助：杉本久美子 日本東京醫科齒科大學名譽教授

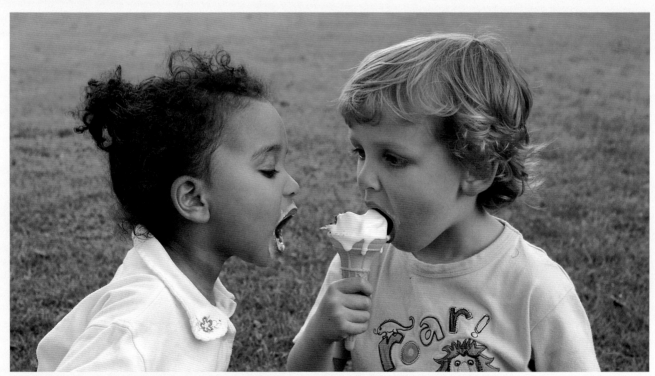

融化後的冰淇淋，嘗起來比冰凍時還甜，這是因為感受味道的酶作用受到溫度影響的緣故。

感受味道的方式會因人而異，例如吃到綠花椰菜的時候，有些人會覺得很苦，有些人覺得不怎麼苦。後者因為可以正常感受到別的味道，所以不是味覺上有問題的「味覺障礙」，這種現象叫「味盲」。

對味道的感受不同，是因為苦味接受器的基因差異。據說，比起苦味接受器遲鈍的人，苦味接受器較為靈敏的人在孩提時代，比較容易討厭蔬菜，但這種差異在長大後就會消失。

為何融化了的冰淇淋吃起來會「過甜」？

融化的冰淇淋吃起來比冰凍時甜膩；熱湯在冷掉之後，感覺味道變得更濃了。

這是因為味覺細胞內傳遞味道訊息的蛋白質酶，在接近體溫時最能發揮作用。當味覺細胞的溫度比食物低或高時，酶的作用暫時減弱，感受味道的能力也變遲鈍了。高溫或低溫的食物為了要壓過這個效果而調成重口味，因此當這些食物變成常溫時，味覺細胞的酶作用就變得過強，感到味道好像變濃了。

氣味、辣味、外觀等味道之外與美味相關的因素

當我們品嘗食物時，除了五項基本味覺之外，還會受到各種因素的影響。

例如感冒時可能會聞不出味道，這時會覺得食物的味道變了，或是難以吃出食物的味道。這並不是味覺失靈，而是因為嗅覺變得遲鈍。試試看把鼻子捏起來喝茶或果汁，應該只能感覺到很單純的味道。我們平常嚐出的味道，其實大部分都受到嗅覺的影響。

辣味也是影響食物風味的重要因素，但辣味並不是靠味覺來感受。「味覺細胞」能感知的只有甜、鮮、鹹、酸、苦五種味道。辣味是用「痛覺」在感受，並藉由「三叉神經」、而非味覺神經將感受傳到大腦。

另外，就像顏色鮮豔的香菇會給人「好像有毒」的感覺，外觀印象也跟美味相關。如果喜歡的食物變成淺藍色，就會讓食慾大打折扣。

我們的祖先主要靠嗅覺和味覺判斷判斷食物是否有有沒有毒，但現在除了嗅覺跟味覺之外，還會依賴「有沒有吃過這個」、「像不像有毒的食物」之類的視覺記憶，有效率地判定這東西是不是安全又有營養。接著建構出一套複雜的機制，連苦味也能感覺「美味」。而從味覺細胞內的連鎖反應到大腦的訊息處理，整個過程發生在一瞬之間。

味覺和嗅覺的接受器在小腸、胰臟和前列腺都有！？

近年得知味覺的接受器也會存在小腸和胰臟中，雖然作用尚未充分明瞭，但甜味接受器或許可發揮糖感應器的作用，關係到肥胖、糖尿病、高血壓等生活習慣病。另外，大腦及睪丸等嗅上皮以外的地方，也發現有嗅覺接受器存在的例子。

味覺與嗅覺接受器是優異的化學感應器，這些接受器在這些地方擁有怎樣的功能，目前正在積極進行研究，後續的研究進展令人期待。

最新的美味與味覺科學研究
感受甜味、苦味等各種味道的原理是什麼？

即使已經吃得很飽，看到甜食還是忍不住吃一口。讀者應該也有吃上癮的食物吧！近年味覺機制的研究逐步進展，許多關於味道及美味的知識有更多的了解。接下來會介紹味覺最新階段的研究，同時加入日常生活中與飲食相關的話題。

協助：島田昌一 日本大阪大學研究所醫學系研究科教授

　　　伏木 亨 日本龍谷大學農學部食品營養學科教授

　　　山本 隆 日本畿央大學健康科學部健康營養學科教授

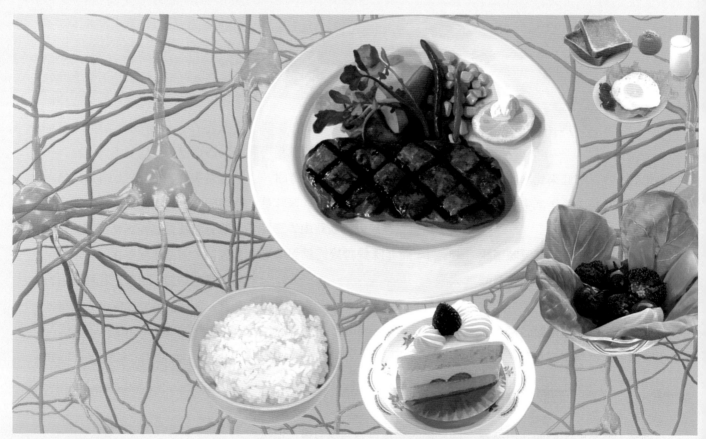

一不小心就會吃太多甜食，又或者即使已經吃飽，但是甜食端上來的時候，居然還是吃得下。常有人說，「甜食是裝在另一個胃裡」。最近的研究發現「另一個胃」與腦內物質有很密切的關聯。照片背景是腦神經細胞的示意圖。

怎樣的食物才是「好吃的東西」呢？基本上「對身體好」或「身體所必需」就是好吃的東西，這是大多數味覺研究者共通的認知。

飲食是動物生存所不可或缺的行為，放入口中的東西對身體有益還是有害，第一個判斷關卡就是舌頭的味覺。我們的身體可說是朝「覺得有益的食物好吃、有害的食物難吃」的方向演化。

舌頭感覺到的「基本味道」有五種：甜、鮮、鹹、酸、苦。

甜味是砂糖或葡萄糖等生命能量來源的味道；鮮味是麩胺酸和肌苷酸等對身體功能十分重要的胺基酸或核酸的味道；鹹味是氯化鈉（食鹽的主成分）的味道，也是維持身體功能而言，所必須的礦物質；酸味是檸檬酸（柑橘類所含的有機酸）這類有益健康的味道，同時也是腐敗食物的味道；至於苦味，基本上是有害物質或毒物的味道。

舌頭上有稱為「味蕾」的小型味覺感應器（參考次頁圖），味蕾是只有0.05～0.08公釐的細小組織，在顯微鏡下看起來像花蕾一樣，因而得名。

舌頭以外也會感覺味道

其實舌頭以外的地方也有味蕾，像軟顎（口腔內頂上柔軟的部分）和咽頭（喉嚨）的一部分也有味蕾分布。有人會提到「喉韻」，而我們確實也能從喉嚨感覺到味道。

位於味蕾的「味覺細胞」前端有針對基本味道的「接受器」，接受器接收各種味道相對應的物質，將訊息傳到與味覺細胞相連的「味覺神經」。這個訊息最後會送到大腦，感覺到味道。

但食物的風味並非只由味覺細胞接收的五種基本味道構成，像口感、嚼勁、溫度，還有食物的揮發成分，亦即從嘴巴通過鼻腔時感覺到的氣味，也是風味非常重要的因素。

味覺接受器可分成兩類

味覺細胞是以怎樣的構造接收基本味道呢？人類大概在2000年前左右開始逐一發現基本味道的接受器，並持續闡明其中的構造。

味道中甜、鮮、苦味是由味覺細胞表面的「G蛋白偶聯接受器」所接收（101頁）。G蛋白是細胞內重要的訊息傳遞物質，G蛋白偶聯接受器和特定分子（若是甜味則為葡萄糖分子等）結合後，G蛋白會被活化，最後這個訊息會傳到味覺神經。

「視覺上的光線及嗅覺上的分子都是由G蛋白偶聯接受器接收，這些接受器的構造具有共通點，味覺、嗅覺、視覺等接受器可能是在演化過程中從共通的『祖先』分支出來的。」日本大阪大學專門研究味覺接受器的島田昌一教授這麼說。

另一方面，鹹味和酸味是由「離子通道型接受器」接收。離子通道是氫離子（H^+，酸味的來源）和鈉離子（Na^+，鹹味的來源）之類離子進出細胞時的關卡。藉由這些離子通過離子通道，最後再將這些訊息傳給味覺神經。

感受甜味的方式依動物而異

接下來要介紹每種味道的味覺機制，以及從中所闡明的飲食神奇之處。

冰淇淋融化後變甜，是因為比起冷凍的時候，味覺細胞的甜味感受性更高。

甜味會被G蛋白偶聯接受器接收，這些訊息在傳到神經之前，會發生各種化學反應。溫度越高，這些連鎖反應越強，因此溫度越高時甜味的感受性也越強。

已知甜味接受器由「T1R2」和「T1R3」這二種蛋白質結合而成，但也有人指出可能還有其他的甜味接受器。

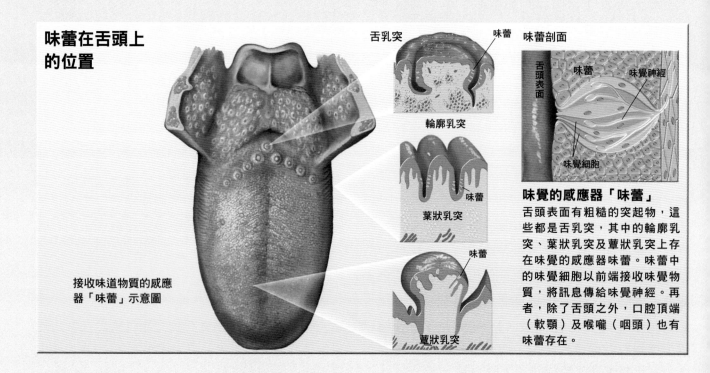

味蕾在舌頭上的位置

接收味道物質的感應器「味蕾」示意圖

舌乳突

味蕾

味蕾剖面

舌頭表面

味蕾　味覺神經

味覺細胞

輪廓乳突

葉狀乳突

味蕾

味蕾

蕈狀乳突

味蕾

味覺的感應器「味蕾」

舌頭表面有粗糙的突起物，這些都是舌乳突，其中的輪廓乳突、葉狀乳突及蕈狀乳突上存在味覺的感應器味蕾。味蕾中的味覺細胞以前端接收味覺物質，將訊息傳給味覺神經。再者，除了舌頭之外，口腔頂端（軟顎）及喉嚨（咽頭）也有味蕾存在。

即使同為哺乳類，甜味的感受方式也有物種的差異，原因是甜味接受器構造的不同。例如人類會覺得人工甜味劑阿斯巴甜是甜的，但小鼠卻嘗不出甜味，因為小鼠的甜味接受器對阿斯巴甜毫無反應。

2005年有報告指出，貓對甜食興趣缺缺，肇因於T1R2基因變異。可能是因為特化為肉食的貓科動物，在演化過程中感受甜味的必要性降低了。

綜合高湯鮮味的祕密是什麼？

已知鮮味接受器是由「T1R1」和「T1R3」二個蛋白質結合形成，T1R3與甜味接受器共通。但研究報告也指出，還有幾個候選的鮮味接受器。

其實鮮味加入基本味道陣容還是最近的事情，歐美直到不久前都尚未將鮮味視為基本味道。據說與歐美各國相較，日本等亞洲各國的烹飪方式較重視鮮味，日本在很早以前就開始研究鮮味。

昆布或柴魚所提取的高湯精華，也就是鮮味成分，對日本人而言，是不可或缺的味道。1908年，池田菊苗博士發現，昆布高湯中的美味成分是胺基酸之一麩胺酸的化合物（鹽類），並將這個味道命名為鮮味。接著2000年也發現了鮮味的接受器，如今，鮮味已是全世界眾所周知的基本味道，英語也隨日語發音稱鮮味為「umami」。

在和食中會使用昆布與柴魚的「綜合高湯」，因為從經驗得知，比起單獨使用更能增加鮮味。昆布能烹調出含麩胺酸的高湯，而柴魚則能烹調出含肌苷酸的高湯，麩胺酸和肌苷酸都是代表性的鮮味物質。同時攝取麩胺酸與肌苷酸，比起單獨攝取，鮮味更是大幅增加，這種加乘效果的機制尚未完全解明，但原因可能是鮮味接受器的感受性提高了。

人對苦味的感受性可能相差一萬倍

甜味與鮮味的接受器只有數種，但苦味接受器已知有25種。苦味本來是毒物的味道，但毒物的

分子結構比起甜味或鮮味物質更繁多，在演化過程中，苦味接受器多樣化有利於人類的存活。

苦味的感受方式有非常大的個人差異。讓人舔嘗沾在紙片上的苦味物質，以調查研究開始感覺到苦味的濃淡程度，發現不同人感受不同苦味物質的最低濃度，會有1000倍到1萬倍的差異。

島田教授等人在2001年針對50人進行調查，檢視這些人產生苦味接受器的基因鹼基序列。結果發現，在某種苦味接受器上，有些人接受器結構（胺基酸序列）的基因發生變異達4處之多。島田教授表示：「與一般基因相較，這種變異的比例非常高。」

島田教授認為，就苦味接受器結構來看，這類的個體差異造成了苦味感受方式的差異。

他也指出，「討厭蔬菜的人可能對苦味特別敏感，若是以『營養』為由勉強他們吃，似乎有點過分。」

感覺醋特別酸，是受到接受器的特性影響

當鈉離子通過稱為「ENaC」的離子通道型接受器時會接收到鹹味，ENaC除了鈉離子也會讓同為鹼金屬的鋰離子（Li^+）通過，因此氯化鋰具有鹹味可能與 ENaC 相關。

另外，鉀離子（K^+）也有鹹味，但並不能通過 ENaC，基於這一點，有人提出不能排除可能另有 ENaC 以外的鹹味接受器存在的說法。

當離子通道型接受器讓氫離子通過或是與氫離子作用，都會接收到酸味。已有報告指出數種候選的酸味接受器，包括 ASIC2、HCN1/4、PKD2L1、PKD1L3、K2P 等，其中「ASIC2」是島田教授等人在1998年發現的。

醋之主要成分中的醋酸為有機酸，與鹽酸之類的無機酸相較，即使氫離子濃度（pH值）相同也感覺較酸，所以單就 pH 值來看，並無法說明酸味的強度。

味覺接受器機制

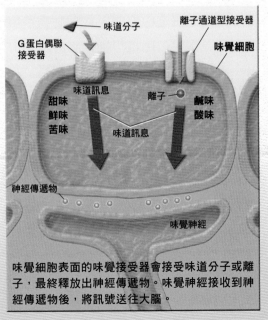

味覺細胞表面的味覺接受器會接受味道分子或離子，最終釋放出神經傳遞物。味覺神經接收到神經傳遞物後，將訊號送往大腦。

基本味道的接受器構造

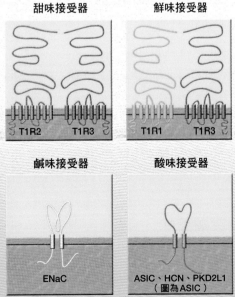

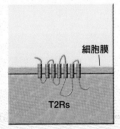

上方三個為 G 蛋白偶聯接受器，組成 G 蛋白偶聯型味覺接受器的蛋白質，擁有貫穿細胞膜七次的共同構造。

下方兩個為離子通道型接受器。

實驗證實，ASIC2、PKD2L1、PKD1L3離子通道對醋酸和檸檬酸顯示出比鹽酸更強的反應，這些離子通道的特性可能是有機酸酸味強烈的原因之一。

發生味覺障礙之際，通常是所有味覺同時出問題，僅酸味失靈而其他味覺正常這種特殊味覺障礙非常少見，因此要確定這些接受器是否真的是酸味接受器相當困難。近年美國有只有酸味味覺失靈的味覺障礙報告，據說這些患者身上ASIC1、ASIC2、ASIC3、PKD2L1、PKD1L3等候選的酸味接受器在味蕾上消失了。

辣椒的辣味為何不容易消除？

除了五種基本味覺之外，還有一般也被視為「味道」者，例如辣味。嚴格來說，辣味本來並不是味道，而是疼痛及熱度。辣味不同於基本味覺，是透過「三叉神經」傳遞，三叉神經是傳遞痛覺和溫覺等感覺的神經。

在三叉神經末梢發現了會與辣椒之辣味物質「辣椒素」（capsaicin）結合的接受器，這種接受器本來是溫度感應器，但也會與辣椒素結合，這個訊息最後經大腦認知為辣味。英文以「hot」一字來表示辣味，可說是非常符合科學的用法。

辣椒的辣在入口後要過一下才開始感覺到，這是因為辣椒素從舌頭表面往內裡滲透，到達三叉神經的末端需要一點時間。感覺到辣味的時候，辣椒素已經滲入舌頭內部，所以即使用清水漱洗口腔，辣味也不容易消失。

油脂會藉由腦內物質突顯美味

油脂（也就是脂肪）的味道並不是基本味道。鮪魚肚與霜降肉的美味正是油脂帶來的。拉麵是鮮味與油脂組合的代表，蛋糕則是甜味與油脂（乳脂肪）組合的代表，兩者都因油脂的存在而比只有鮮味或甜味更讓人垂涎。

「純粹的油脂沒有味道也沒有氣味，但含有油脂的食物的確好吃，真是不可思議。」日本龍谷大學研究油脂美味的伏木亨教授表示。食用油極具風味（味道和氣味）據說是不純物和脂肪氧化造成的結果。

過去曾有人表示油脂是藉由影響食物的觸感來突顯美味，但伏木教授認為光靠這點無法解釋油脂的美味，因而致力於舌頭上油脂味覺的研究。

後來，伏木教授等人在1996年於味蕾的味覺細胞前端發現可能是油脂接受器的蛋白質「CD36」，接著又於2007年確定味蕾的味覺細胞前端帶有曾於小腸等處發現的「GRP120」此種蛋白質。但每一種接受器候選蛋白質都不會和食用油的主成分三酸甘油酯結合，而會與三酸甘油酯經脂肪酶之類的消化酶分解生成的脂肪酸結合。伏木教授表示，「人類口腔中會分泌極少的脂肪酶，所以人體會接收到食品中三酸甘油酯分解產生的微量脂肪酸。」

伏木教授從幾項研究中判明，實驗動物小鼠也會對油脂上癮，例如按壓槓桿操作制約這類的實驗，先讓小鼠學會按下槓桿就能得到飼料，接著在實驗反覆進行中，得到飼料所必需按壓的次數會越來越多。從小鼠按下槓桿的次數，可得出小鼠對這種飼料的「上癮度」。

根據伏木教授的實驗，小鼠對10％糖水平均會按50次左右才放棄，100％的玉米油則會按100次以上，這顯示小鼠對玉米油有相當強的上癮度。

研究人員進一步得知，當小鼠嘗到油脂之後，腦內「β腦內啡」的前驅物（最後會轉換成β腦內啡的物質）增加了，而且在β腦內啡產生之前，神經末梢會先釋放多巴胺。多巴胺是與上癮

味覺與大腦的作用

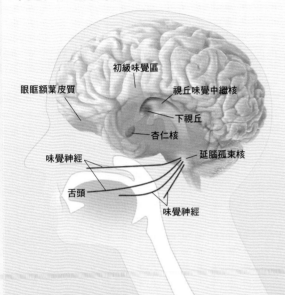

眼眶額葉皮質
初級味覺區
視丘味覺中繼核
下視丘
杏仁核
味覺神經
舌頭
延腦孤束核
味覺神經

味覺傳遞路徑

味覺神經 — 延腦孤束核 — 視丘 — 初級味覺區 — 杏仁核 — 下視丘
眼眶額葉皮質

延腦孤束核	接收來自舌頭、軟顎、咽頭的味覺訊息，將訊息送到上方的大腦，並產生唾液分泌以及對苦味不適的臉部表情變化等反射動作。
視丘味覺中繼核	接收來自孤束核的味覺訊息，送到初級味覺區。
初級味覺區	分析甜或苦等味道性質，無論在空腹或吃飽時都有同樣的活動性。
眼眶額葉皮質	除了味覺之外，還加入嗅覺、視覺等訊息，將之整合，對所吃之物以及好吃與否等予以評斷，吃飽後活動性會下降。
杏仁核	對食物之喜惡感進行價值判斷，也關係到對食物好惡的學習。
下視丘	有進食中樞及飽食中樞。

概括味覺傳達到大腦的路徑，以及各部位的主要功能。

相關的物質，會產生「想要」的欲望。

伏木教授解釋，「油脂會讓食物更美味。舌頭嘗到油脂之後，多巴胺會促發想要更多的期待感，而β腦內啡則產生美味與幸福的快感，增加了口中食物的美味。這正是油脂無臭無味，卻能帶來美味感受的原因吧。」

「另一個胃」的真相是胃裡騰出的空間

從油脂的例子可以明白，腦內物質在味覺上扮演了非常重要的角色。很多人對甜食沒什麼抵抗力，就算已經吃飽，心想「我再也吃不下了」，但是甜食一端上桌，就又有胃口吃得下了。腦內物質在這裡也有重要的功能。

2002年，日本畿央大學健康科學部的山本隆教授藉由實驗闡明為何會有「另一個胃」的現象。關鍵在腦內「下視丘」所分泌的「食慾激素」。喜歡甜食的人就算只是看到甜點，大腦也會分泌食慾激素，而激發想吃甜點的欲望。

在大鼠的大腦給予食慾激素，靠近十二指腸的胃會在數分鐘後開始收縮，而靠近食道的部分則會鬆弛，也就是將胃中的食物往十二指腸推送過去，並讓胃入口的肌肉鬆弛，製造出容納食物的空間，這就是另一個胃的真實情況。

山本教授也針對食物的好惡進行十分有趣的研究。在他進行的問卷調查中，討厭食物的原因約有3分之1是「飲食後的不適感」。動物實驗中，若在攝取某種食物後給予會對消化道帶來不適感的藥物，原本喜歡的東西也會一下變成討厭。這種現象稱為「味覺厭惡學習」。

山本教授進一步指出，「在癌症的放射治療後引發噁心感，有時會導致患者討厭治療前吃的東西，這也是味覺厭惡學習。」好惡也會像這樣與腦內物質緊密相關，令人期待今後的研究進展。

味覺機制仍有許多尚未闡明之處，但隨著與美味飲食及健康生活相關的味覺研究蓬勃發展，相信未來的成果一定令人刮目相看。

5

專家傳授理想的飲食方式

協助　中村丁次

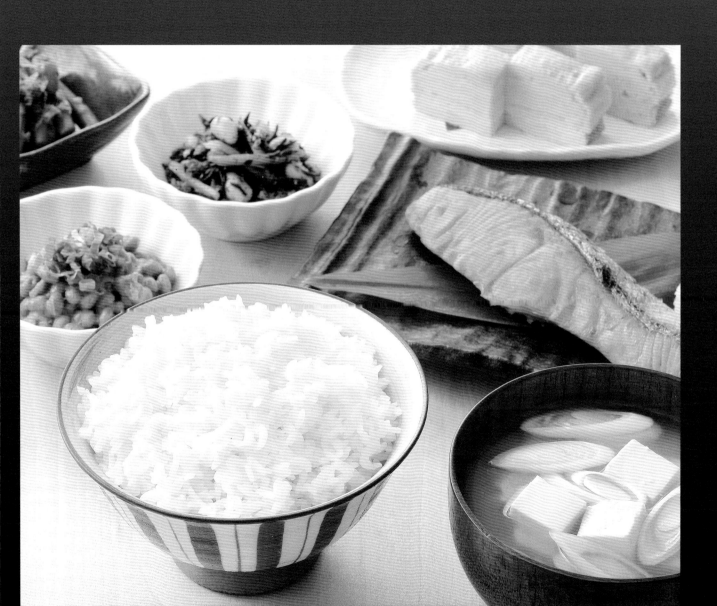

建議配合年齡調整飲食

我們在公司酒會、與朋友聚餐或是外出旅遊的吃喝場面，看到美食上桌，常會忘記「八分飽就好」的原則，總是貪圖口慾而致飲食過量。若是養成習慣，就要小心體重超標了。

有些人會回想起過去的飲食習慣，「明明十幾歲時不用太在意，不論怎麼吃也不會變胖」、「小時候總是被大人訓誡，不可留剩菜」。為什麼到了現在會差這麼多呢？

我們在從出生開始到長大成人的這段期間，消化和代謝能力會逐漸發展，最後開始老化。特別是在懷孕的時候，與懷孕前需要的熱量和營養也不同。

總而言之，飲食的內容與方式必須配合年齡做出調整。

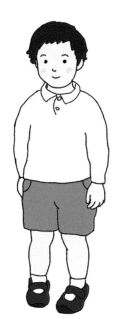

嬰幼兒期（0～6歲）

嬰幼兒期因為正在發育，需要大量的熱量與營養素。剛出生時因為消化能力尚未成熟，所以只能從母乳或牛奶中獲取營養，隨著成長，飲食的型態也會轉換成離乳食品、一般食物。這個時期也很容易引發食物過敏，而且嬰幼兒的免疫力比大人差，所以在烹調時必須特別注意衛生。

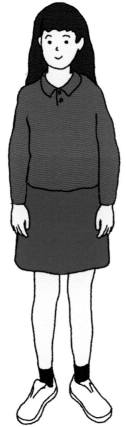

兒童及青春期（6～18歲）

由於身體正在成長，需要比成人更多的熱量和營養素。這個時期養成的飲食惡習在未來會很難改善，加上為了預防生活習慣病，養成有益健康的飲食習慣非常重要。例如，要避免不吃早餐、吃太多點心和宵夜、吃太多零食或速食、蔬菜或鈣質攝取不足。特別是女性因為開始有生理期，需要注意補充鐵質。

BMI值計算公式與肥胖分類

BMI＝體重（公斤）÷身高（公尺）^{2}

以BMI值歸類肥胖（日本的標準）

未達18.5	過瘦
18.5以上，未達25	正常
25以上	肥胖

成長期也是養成正確飲食習慣的時期

剛出生的嬰兒因為還沒長牙齒，只能從母乳或牛奶中攝取營養，但出生後5到6個月之後，光靠母乳或牛奶無法補充必要的營養，所以開始食用離乳食品。離乳食品使用的食材、柔軟度和分量都必須配合嬰幼兒的咀嚼與吞嚥能力，以及消化器官的發育，慢慢調整到接近一般的飲食。

到了小學至高中的兒童期及青春期，飲食習慣容易亂掉，例如晚睡晚起，不吃早餐直接去上學，或是吃太多點心等等。也有人偏愛速食和零食，導致營養攝取不均衡。這個時期的不良飲食習慣在成年之後就很難改，所以要特別注意三餐正常、攝取營養均衡的飲食等，養成良好的飲食習慣。

營養過剩或不足都容易生病

十多歲時因為身體正在發育，加上活動多而食慾旺盛，但維持這種食慾到了二十幾歲、三十幾歲後，食量相對於運動量變得過多，而導致肥胖。根據2017年度日本國民健康與營養調查，20～59歲的男性肥胖比例平

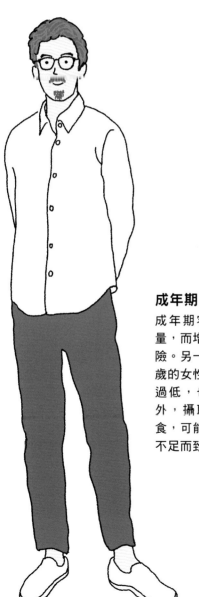

成年期

成年期容易攝取過多的熱量，而增加生活習慣病的風險。另一方面，二十至三十歲的女性因減肥而造成體重過低，也是一個問題。另外，攝取營養不均衡的飲食，可能會造成特定營養素不足而致病。

營養過剩或不足引發的疾病或症狀

營養過剩或不足		疾病
熱量	過剩	肥胖、代謝症候群、糖尿病、高血壓、高血脂症
	不足	營養不良、飢餓
蛋白質	過剩	肥胖、腎衰竭
	不足	飢餓、褥瘡
脂質	過剩	肥胖、代謝症候群、胰臟炎、膽囊炎、膽結石、乳癌、子宮體癌、大腸癌
	不足	消瘦
維生素A	過剩	角膜角化
	不足	夜盲症、視力減弱、皮膚乾燥
維生素D	不足	骨質疏鬆症、佝僂病
維生素E	不足	不孕、溶血性貧血
維生素K	不足	容易出血
維生素B$_1$	不足	腳氣病、韋尼克氏腦病變
維生素B$_2$	不足	口角炎、口腔潰瘍、皮膚炎
維生素B$_6$	不足	食慾不振、貧血、皮膚炎
葉酸	不足	巨胚紅血球貧血、舌炎、腹瀉
維生素B$_{12}$	不足	惡性貧血
維生素C	不足	壞血病、出血
抗氧化物	不足	白內障、黃斑部病變
膳食纖維	不足	便祕
食鹽	過剩	高血壓
鈣質	不足	骨質疏鬆症、情緒不穩
普林	過剩	痛風

出處：節錄自《飲食指導ABC　改訂第3版》
（中村丁次監修，日本醫事新報社，2008年發行）

均為31.4％，女性為14.8％。肥胖指的是以「BMI」為指標，數值在25以上的狀態。

另一方面，近年女性「過瘦」或營養不良也成了問題。過瘦定義為BMI值未滿18.5，而根據2017年度日本國民健康與營養調查，20～59歲的女性有21.7％過瘦。過瘦的原因在開發中國家大多為糧食不足，但在像日本這樣的先進國家，原因通常是過度減肥。營養素和熱量不足也容易罹患某些疾病。

在懷孕時期，營養素及熱量過剩或不足也會影響母體和胎兒的健康。懷孕時胎兒、胎盤及增加的血液都會使體重上升，但上升太多或不足都不行。體重上升太多，容易引發妊娠糖尿病及妊娠高血壓等疾病，危及母體和胎兒；另一方面，如果孕婦的體重沒怎麼上升，胎兒陷入飢餓狀態，容易產下出生不足2500克的新生兒。這樣的嬰兒在出生後死亡率高，也容易生病，成年後罹患生活習慣病的風險也較高。因此，懷孕時的飲食及營養管理很重要。

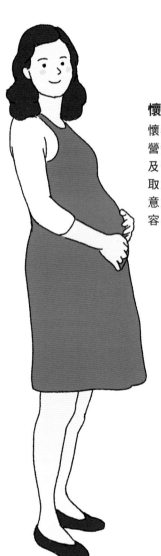

懷孕
懷孕後為了供給胎兒足夠的營養，母體需要更多的熱量及營養素，但近年有熱量攝取過度的傾向，所以也要注意過度肥胖。另外，懷孕也容易造成鐵質及鈣質不足。

不同BMI值孕婦的建議體重增加量

體型區分	建議體重增加量
過瘦（BMI值未達18.5）	9～12kg
標準（BMI值18.5以上未達25）	7～12kg
肥胖（BMI值25以上）	因人而異

何謂妊娠糖尿病？

懷孕後來自胎盤的激素及酶，使得胰島素難以發揮功能，造成血糖值容易升高。如果罹患妊娠糖尿病，會提高早產或流產的風險，新生兒死亡或先天畸形的可能性也較高，因此懷孕時必須積極使用胰島素，並進行嚴格的飲食治療。肥胖、家族中有糖尿病患者，或35歲以上的高齡產婦等，都算是罹患妊娠糖尿病的高風險群。

何謂妊娠高血壓？

懷孕20週後出現高血壓及蛋白尿的症狀，或是原本就罹患這些疾病，此時症狀惡化。原因還不清楚，但約有5％的孕婦會發作。嚴重時母體會發生痙攣、腦出血，或是肝臟及腎臟功能障礙。另外也會導致胎兒發育不良，或是孕期中胎盤從子宮壁剝落等，危及胎兒性命。症狀嚴重時需要住院預防痙攣，或給予降血壓的藥物；輕微的可採行飲食治療，必須採取低熱量、高蛋白、低鹽分、減少動物性脂肪的飲食策略。

促進食慾是老年人健康的關鍵

　　老年人的營養狀況，從過剩到不足者皆有。獨居、常居家閉門不出的人有營養不良的傾向，這是由於日常活動量減少，或者心事、煩惱無人可傾訴，累積壓力從而陷入食慾不振的情況。近年來，核心家庭成為主流，獨居老人有增加的趨勢，營養不足的老年人也隨之增加。為了避免食慾不振，或許可從幾個方面著手，如推展輕度運動、改變用餐場所、豐富餐點的調味等等。另外，牙齒退化、口腔發炎等也會造成食慾不振，最好定期看牙醫。

　　此外，上了年紀後咀嚼與吞嚥的能力也會衰退，是導致吸入性肺炎（aspiration pneumonia）的原因，必須準備軟嫩或易於吞嚥的食物。但這樣的飲食容易導致蛋白質、維生素或礦物質不足，所以需要與咀嚼和吞嚥能力配合，並增加這些營養素的調理方式。

老年人

老年人容易因為日常活動量減少，或是精神上的壓力與藥物副作用等原因造成食慾不振，進而導致營養不良。此外，因咀嚼和吞嚥能力衰退，也容易發生吞嚥障礙，造成吸入性肺炎。這些情況必須以流質、膠質或增稠等等食品來因應。

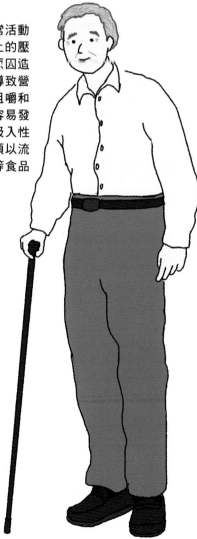

60歲以上的營養狀況

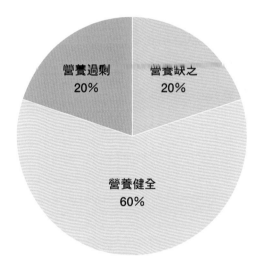

營養過剩 20%

營養缺乏 20%

營養健全 60%

60歲以上攝取適當營養者約60％，而剩下的40％中，20％為營養不良及潛在營養不良、另外20％為營養過剩及潛在營養過剩。

（出處：以《飲食指導ABC　改訂第3版》
〔中村丁次監修，日本醫事新報社，2008年發行〕的圖表為基礎製作。）

吞嚥障礙時建議的食品與調理型態
・布丁狀食品（布丁、巴伐利亞奶油、慕斯）
・膠狀食品（以酸度較低的果汁做成的果凍）
・濃湯狀食品（奶油濃湯、南瓜濃湯）
・果泥狀食品（香蕉、桃子、不酸的蘋果）
・粥狀食品（以果汁機或食物調理機打成粥狀）
・乳化狀食品（冰淇淋、優格）
・泥狀食品（山藥、無筋的鮪魚紅肉、魷魚、蝦子）
・蒸煮食品（豆腐、茶碗蒸）
・過篩食品（毛豆、胡蘿蔔、南瓜）
・搗碎食品（馬鈴薯泥）

（出處：節錄自《飲食指導ABC　改訂第3版》
〔中村丁次監修，日本醫事新報社，2008年發行〕）

修正容易發胖的飲食習慣非常重要

在今天這個飽食時代，有肥胖傾向的人絕不算少。肥胖指的是體脂肪量相對於體重有異常增多的狀態。就算體重較重，只要體脂率低，就不算肥胖；反之，體重較輕但體脂率高，則算是肥胖。目前，世界皆使用BMI值做為肥胖與否的判斷標準，BMI值在25以上的人定義為肥胖。

肥胖的原因大多是飲食過量與運動不足，尤其是飲食方面，已知導致肥胖的原因不只是飲食量，還有飲食內容與吃的方式等等。

肥胖會導致疾病

肥胖分為皮下脂肪多的「皮下脂肪型肥胖」以及內臟周圍附著脂肪的「內臟脂肪

肥胖與體脂肪的比例

肥胖者與體型標準的人之間最大的不同在於脂肪占身體組成的比例，亦即體脂率的差異。肥胖定義為「體內儲存的脂肪通常占體重的30%以上」。另外，最近廣泛採用身體質量指數，也就是以BMI值做為測量肥胖度的指標（插圖所示）。

BMI =

體重與BMI的關係（男性）

身高 (cm)	體重 (kg)	BMI
170	66.5	23.0
170	69.5	24.0
170	72.3	25.0

體重與BMI的關係（女性）

身高 (cm)	體重 (kg)	BMI
160	58.8	23.0
160	61.5	24.0
160	64.0	25.0

身高170公分的人（男性為例）及身高160公分的人（女性為例），體重與BMI值的關係如表所示。無論身高多少，BMI值超過25就是肥胖（表中黃色標定部分），必須注意。

身高180公分
體重70公斤

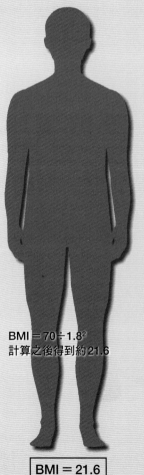

$BMI = 70 \div 1.8^2$
計算之後得到約21.6

BMI = 21.6

身高170公分
體重70公斤

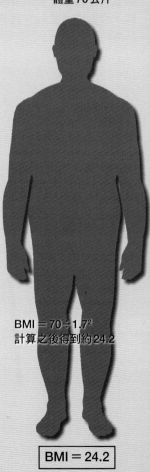

$BMI = 70 \div 1.7^2$
計算之後得到約24.2

BMI = 24.2

型肥胖」。變胖不只是衣服穿不下之類在日常生活感到不便而已，內臟脂肪型肥胖的人更容易罹患糖尿病、高血壓、異常血脂症（dyslipidemia）、缺血性心臟病等生活習慣病。在日本，男性腰圍85公分以上、女性腰圍90公分以上者，會被診斷為有內臟脂肪型肥胖的疑慮。即使BMI未達25，也可能是內臟脂肪型肥胖，稱為「隱性肥胖」。

肥胖者之中，罹患生活習慣病高風險的狀態稱為「代謝症候群」（metabolic syndrome）。具體來說，屬內臟脂肪型肥胖，而且「糖尿病前期」、「高血壓前期」、「高三酸甘油酯血症」、「血中高密度膽固醇偏低」這四項中有二項的人，就屬於代謝症候群。

為什麼肥胖容易引發生活習慣病呢？這是因為內臟脂肪細胞會大量製造有害物質，導致高血壓、糖尿病、高血脂症、心肌梗塞。

$$體重(kg) \div \{身高(m)\}^2$$

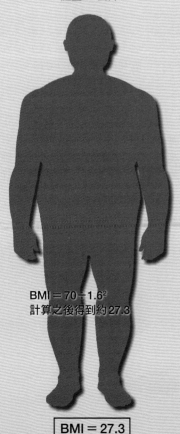

身高160公分
體重70公斤

BMI ＝ 70 ÷ 1.6²
計算之後得到約27.3

BMI ＝ 27.3

肥胖、代謝症候群與糖尿病、高血壓、異常血脂症的關係

飲食過量再加上運動不足，會造成肥胖及代謝症候群，這些症狀又連帶導致糖尿病、異常血脂症和高血壓。情況若是繼續惡化，則會引起動脈硬化，最後導致心肌梗塞和中風。

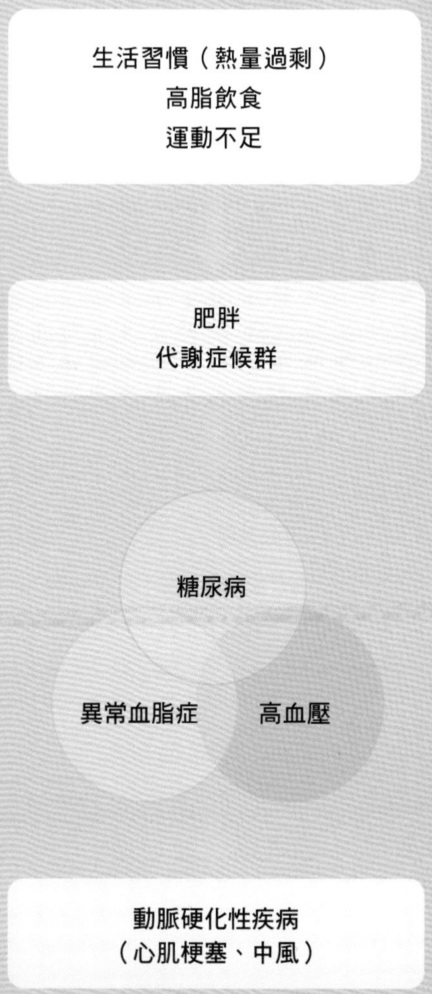

生活習慣（熱量過剩）
高脂飲食
運動不足

肥胖
代謝症候群

糖尿病

異常血脂症　　高血壓

動脈硬化性疾病
（心肌梗塞、中風）

（出處：《飲食指導ABC　改訂第3版》
〔中村丁次監修，日本醫事新報社，2008年發行〕）

除了生活習慣病之外，肥胖也是造成退化性關節炎、腰痛、睡眠呼吸中止症候群的元凶。退化性關節炎和腰痛的病因，就是體重增加，造成關節負擔所致。睡眠呼吸中止症候群是因肥胖而造成上呼吸道變窄，造成睡眠時呼吸數度中止。這種病會讓人無法熟睡，影響所及，白天也精神不濟。連帶後果就是開車易打瞌睡而發生交通事故，釀成社會問題。

生活習慣中預防肥胖的訣竅

要消除肥胖勢必得改善生活習慣，但若只是大幅減少飲食分量，身體會適應飢餓狀態，成為難以瘦下來的體質。因此在減少攝入熱量的同時，充分攝取營養，且一天合計運動40～60分鐘左右非常重要。

飲食方面要如何改善呢？首先，必須修正

選擇食品的標準

肥胖

	食品	分量標準
主食	白飯、麵包、麵類	節制
主菜	肉、蛋	節制
	大豆、大豆製品、海鮮	普通
配菜	淺色蔬菜	普通
	黃綠色蔬菜	增加
	根莖類、南瓜	節制
	海藻、蕈菇、蒟蒻	增加
	醃漬品	普通
	水果	普通
	牛奶、乳製品	普通
調味料	油	節制
	砂糖	盡量節制
	鹽、醬油、味噌	普通
	醋	普通
	辛香料	普通
嗜好品	日式甜點	禁止
	西式甜點	禁止
	酒精飲料	儘量節制
	咖啡因飲料	普通
	碳酸飲料	儘量節制

出處：《飲食指導ABC　改訂第3版》
（中村丁次監修，日本醫事新報社，2008年發行）

飲食重點

設定熱量的多寡
減少一天的熱量攝取就能減輕體重，該減多少熱量則視BMI值而定。

確保最起碼的蛋白質分量
雖說要減少飲食的分量，但若蛋白質攝取不足，日常生活也會出問題。必須均衡攝取蛋、肉類、魚類、大豆製品、牛奶及乳製品。

節制脂肪與醣類
脂肪與醣類都是熱量來源，建議儘可能避免。烹調用油或食品中所含的油脂，以及甜食類都須減少攝取。但必須維持不會影響健康的攝取底限，每天攝取的脂肪不可低於20克，醣類不可低於150克。

大量攝取膳食纖維和水分
很多肥胖的人也有便祕的煩惱，建議大量攝取低熱量、高膳食纖維的食物，如蔬菜、水果、海藻、蕈菇和蒟蒻等。水分也能促進體內殘渣廢物的排泄，並得到飽足感，建議每天攝取牛奶和湯品等合計兩公升以上的水分。

推薦菜色
· 烤鯖魚、沙丁魚等藍背魚
· 燉煮鹿尾菜
· 法式清湯
· 醋漬品
· 氽燙
· 沙拉

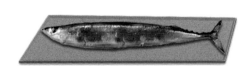

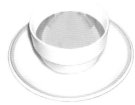

容易發胖的飲食習慣。若不吃早餐或午餐，一天只吃兩餐，又或者有吃宵夜、點心的習慣，就必定會有飲食過量的疑慮，所以要儘量按時一天吃三餐並戒掉宵夜，午餐的分量最好多於晚餐。另外，狼吞虎嚥很難獲得飽食後的滿足感，因而容易攝取過量，所以一口至少咀嚼20次，吞下去之後再挾下一口。和別人一起用餐時，建議一邊觀察四周一邊吃飯，讓自己成為最後吃完的人。有些人看到食物會忍不住伸手去拿，所以要把零食藏起來，剩下的餐點也盡快收乾淨。

飲食上脂肪和醣類要避免攝取過量，膳食纖維和水分則要大量攝取。酒精飲料不只熱量高，還容易在體內轉換成體脂肪，並且會促進食慾，所以要儘量避免。下酒菜要避開重口味食物和油炸物，選擇低脂菜色。

下酒菜的選擇

推薦的下酒菜
儘量選擇低卡路里、低脂肪、高蛋白質的食品。
（實例）
· 生魚片
· 雞柳
· 毛豆或豆腐
· 魷魚乾或魟魚鰭乾等魚乾類

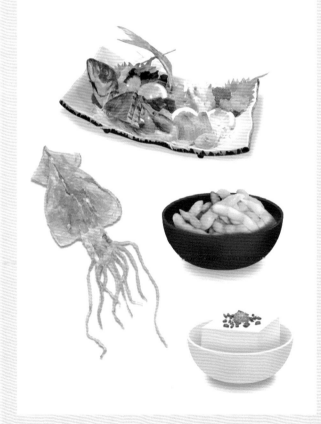

應避免的下酒菜
避免高脂肪、高糖分、高卡路里的食品。
（實例）
· 油炸物
· 乳酪類
· 脂肪較多的肉
· 飲酒後收尾的拉麵或飯類
· 甜食

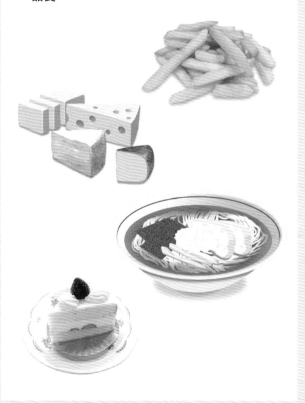

就相對分量而言，除了採取熱量偏高的飲

肥胖會造成健康上的問題，但瘦過頭也是問題。即使在衣食無虞的日本，還是有人正逐日消瘦，其中大多數是年輕女性及老年人。

「過瘦」指的是BMI值未滿18.5，另外，就相對標準體重而言，亦即與BMI值為22者相較，體重少了10％以上，體重1週減少2％以上，或1個月減少5％以上，都視為「過瘦」。

過瘦的原因很多，老化和過度劇烈的減肥自然不用說，因生病導致食慾低落、吸收或消化不良，或是因心理因素而不想吃東西，也是過瘦的原因。

過瘦跟過胖一樣會對健康造成負面影響，使骨骼和肌肉退化，過瘦的孕婦也容易產下體重不足的嬰兒，增加嬰兒的健康風險。上了年紀後，會因食慾不振造成營養不良，且因為身體功能衰退，使得運動量減少，然後食慾又更差，陷入「衰弱循環」中，需要住院或受人照顧的風險也隨之提高。

過瘦的原因
· 生病（癌症、腸胃沾黏或阻塞、肝疾病、潰瘍性大腸炎、甲狀腺機能亢進、血液疾病等）
· 藥物的副作用
· 腸道寄生蟲
· 精神上的因素
· 毒品或酒精中毒之類的症狀
· 減肥過度
· 老化

出處：節錄自《飲食指導ABC　改訂第3版》
（中村丁次監修，日本醫事新報社，2008年發行）

何謂衰弱？

「衰弱」指的是身體各項功能隨著老化而衰退，逐漸進入需要住院或受人照顧的狀態。例如因食慾不振而消瘦之後，帶來營養不良造成骨骼肌減少、肌力下降的「肌少症」，接著容易感到疲倦、身體功能低落，使得活動量減少，然後食慾又變得更差，人變得更虛弱下來。這樣的循環稱為「衰弱的惡性循環」。

引用自日本厚生勞動省：「日本人的飲食攝取基準（2015年版）」制定檢討會報告（最後閱覽時間2019年2月）

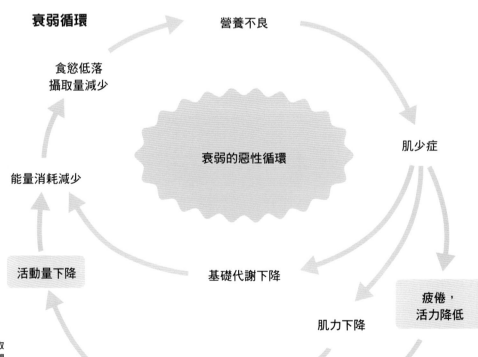

衰弱循環

營養不良 · 食慾低落 攝取量減少 · 肌少症 · 能量消耗減少 · 衰弱的惡性循環 · 基礎代謝下降 · 疲倦，活力降低 · 活動量下降 · 肌力下降 · 身體功能衰退（步行速度遲緩）

食外，努力增進食慾也很重要

積極採取高卡路里、容易食用的飲食

　　如果過瘦的原因是生病，就先從治療疾病開始，並依靠飲食療法恢復到標準體重。飲食的重點在於，就相對分量而言，熱量要偏高，並充分攝取蛋白質。另外選擇容易消化的食物、採用增進食慾的烹調方式也很重要。

　　舉例來說，使用調味料或辛香料能改善風味、增進食慾，醋醃的食品則清爽容易入口，像是咕咾肉這樣帶酸味的油炸食品，不但卡路里高又容易食用，是極力推薦的食物。美乃滋的熱量也很高。此外，也可推薦淋醬油或番茄醬，或是將美乃滋做成塔塔醬帶來風味上的變化。在牛奶中加入蜂蜜或砂糖提高熱量也可以考慮。酒精飲料能促進食慾，但飲用過量會造成營養不均衡，應避免熱量過高的啤酒，選擇日本酒或葡萄酒，並將每日飲用量克制在180毫升以內。

選擇食品的標準

過瘦

	食品	分量標準
主食	白飯、麵包、麵類	增加
主菜	肉、海鮮、蛋	增加
	大豆、大豆製品	增加
配菜	淺色蔬菜	普通
	黃綠色蔬菜	普通
	根莖類、南瓜	增加
	海藻、蕈菇、蒟蒻	節制
	醃漬品	普通
	水果	普通
	牛奶、乳製品	儘量增加
調味料	油	增加
	砂糖	增加
	鹽、醬油、味噌	普通
	醋	增加
	辛香料	增加
嗜好品	日式甜點	增加
	西式甜點	增加
	酒精飲料	普通
	咖啡因飲料	普通
	碳酸飲料	普通

出處：《飲食指導ABC　改訂第3版》
（中村丁次監修，日本醫事新報社，2008年發行）

推薦菜色

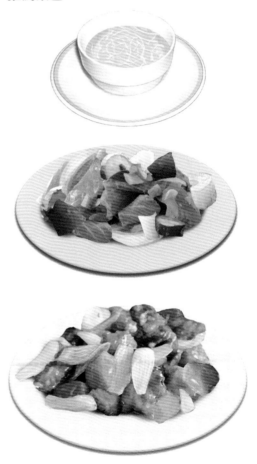

・勾芡的湯
・添加調味料、辛香料、芝麻等
・醋醃等醋拌食品
・咕咾肉等帶酸味的油炸食物

積極攝取建造肌膚的蛋白質

想保持勻稱的體型、漂亮的肌膚、光澤的秀髮，是建立在健康的基礎上。過胖或過瘦的飲食訣竅，已經在前面的內文解說過，而想要保持美麗的肌膚和秀髮，飲食也有很大的關聯。

肌膚是內臟之鏡

想要保持美麗的肌膚，首先需要了解肌膚，也就是皮膚是怎樣的構造。皮膚由表皮、真皮、皮下組織三個部分組成，其中位於最外層

的是「表皮」，負責替身體抵禦外界溫度、溼度、灰塵、紫外線、細菌等的侵襲。表皮的最外層是由角質細胞構成的角質層（stratum corneum），最內層是基底層（basal lamina）。基底層的細胞分裂之後會成為角化細胞，角化細胞變化之後細胞核會消失，成為含有角蛋白的角質細胞。經過一段時間之後，角質細胞就會變成體垢，從身體掉落。

表皮之下有真皮，真皮下有大量微血管和淋

表皮放大圖

皮膚的最外層部分稱為表皮，表皮由角質層、顆粒層、棘狀層、基底層所組成。

皮膚構造

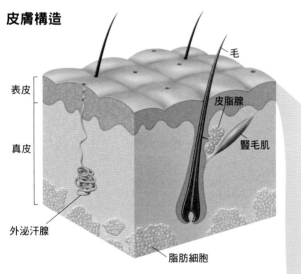

毛
皮脂腺
豎毛肌
表皮
真皮
外泌汗腺
脂肪細胞

表皮由角質層、顆粒層、棘狀層、基底層此4層所組成。

表皮放大圖

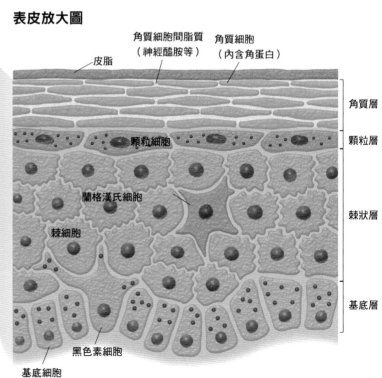

皮脂
角質細胞間脂質（神經醯胺等）
角質細胞（內含角蛋白）
顆粒細胞
蘭格漢氏細胞
棘細胞
角質層
顆粒層
棘狀層
基底層
黑色素細胞
基底細胞

巴管，負責給皮膚補給營養。另外，真皮還有皮脂腺跟汗腺，負責防止皮膚乾燥等作用。真皮再下層是皮下組織，幾乎全由脂肪構成。

當提及「美麗的肌膚」，應該會有很多人聯想到水嫩、緊緻、具彈性、柔軟紅潤的肌膚吧！睡眠不足或壓力累積會使肌膚的狀況變差，而生病會使膚色難看，也就是說，光從表面下功夫無法打造出美麗的肌膚；肌膚要美麗，身體就得健康，就像俗話所說：「皮膚是內臟之鏡。」如此看來，健康的飲食可說是美麗肌膚不可或缺的要素。

想要擁有美麗的肌膚，首先要去除疾病和壓力等等負面因素。在飲食方面須積極攝取動物性蛋白質，食物中所含的蛋白質會在體內分解成胺基酸後得以吸收，然後成為構成身體蛋白質的原料，有讓身體保持健康、增加肌膚光澤的作用。但動物性油脂攝取過量，會增加皮脂的分泌量，成為長痤瘡（痘痘）的原因。此外，各種維生素能調節皮膚代謝，要適量攝取。便祕也是美麗肌膚的大敵，請充分攝取膳食纖維吧！

選擇食品的標準

肌膚

	食品	分量標準
主食	白飯、麵包、麵類	普通
主菜	肉、海鮮、蛋 大豆、大豆製品	普通 普通
配菜	蔬菜 黃綠色蔬菜 根莖類、南瓜 海藻、蕈菇、蒟蒻 水果 牛奶、乳製品	普通 增加 普通 增加 增加 增加
調味料	油（植物油） 砂糖 鹽、醬油、味噌 醋 辛香料	普通 節制 普通 普通 普通
嗜好品	甜點 酒精飲料 咖啡因飲料 碳酸飲料	儘量節制 禁止 禁止 禁止

出處：《飲食治百病　新版》
（中村丁次著，法研，1992年發行）

推薦菜色

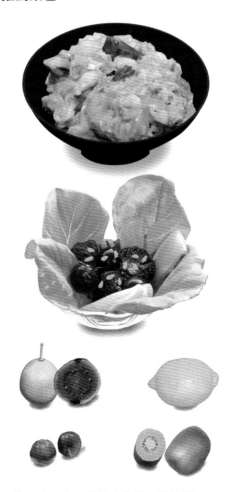

· 使用肉、魚、蛋等富含蛋白質的料理
· 黃綠色蔬菜加上芝麻或杏仁的沙拉
· 富含維生素 C 的水果

117

飲食不能解決掉髮、白髮的問題

頭髮也是影響外貌美觀的重要因素，在皮膚表面下，頭髮為深入表皮的「毛囊」所包裹，裡頭的毛母細胞會分裂往上推擠，細胞很快就會死亡，這些成堆的死亡細胞就成了頭髮。由於毛母細胞由皮膚細胞形成，因此頭髮也可說是皮膚異化的產物。

頭髮的生長週期大致分為三個階段。首先是持續生長的生長期，這時頭髮約25天長1公分，接下來是停止生長的衰退期，然後是開始形成新髮、脫落舊髮的休止期，最後又再度回到生長期。人類約有10萬根頭髮，每根頭髮都各有生長週期，一再重覆生長掉落的過程，就有一頭茂密的頭髮。

生長週期一旦因故而失效，髮量會大幅減少，形成脫髮症。脫髮症有因壓力造成圓形掉髮的圓形禿，以及因男性激素分泌過多造成的

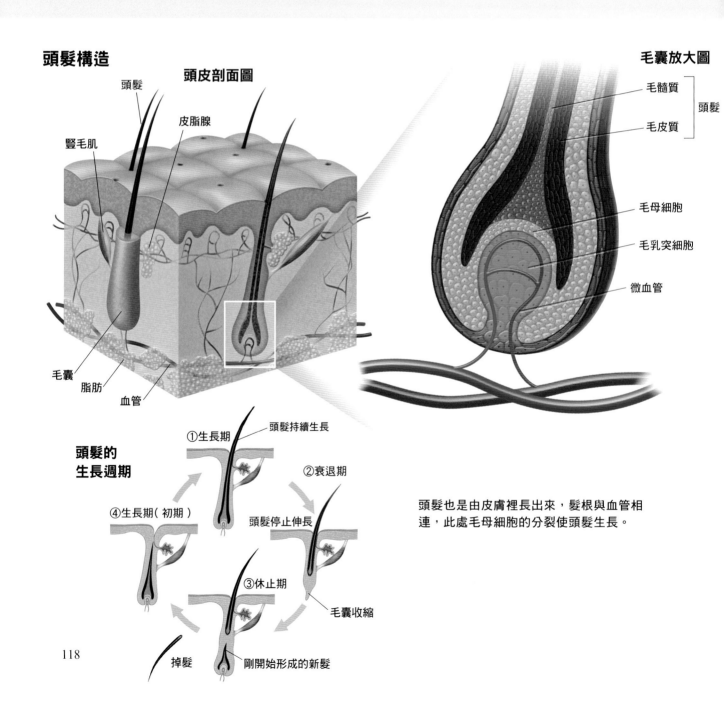

頭髮構造

頭皮剖面圖

頭髮
皮脂腺
豎毛肌
毛囊
脂肪
血管

毛囊放大圖

毛髓質
毛皮質
頭髮
毛母細胞
毛乳突細胞
微血管

頭髮的生長週期

①生長期　頭髮持續生長
②衰退期　頭髮停止伸長
③休止期　毛囊收縮
④生長期（初期）
掉髮　剛開始形成的新髮

頭髮也是由皮膚裡長出來，髮根與血管相連，此處毛母細胞的分裂使頭髮生長。

雄性禿。

「白髮」則是另一個煩惱！頭髮的顏色端視黑色素（melanin）的供給量而定，若是黑色素無法產生，就會出現白髮的現象。黑色素是由黑色素細胞製造，然後傳送到毛母細胞，如果黑色素細胞數量減少，或是合成與供給黑色素的能力下降，就會生成白髮。

白髮是一種老化現象，但遺傳是重要因素，有人容易長白頭髮，有些人則否。此外，壓力過大、營養不良、藥物副作用或代謝問題，都是造成白髮的原因。

海藻有益頭髮之說並無醫學根據

脫髮症與白髮很難從飲食獲得根本的解決，常有人說海藻類對頭髮有益，但並沒有明確的醫學根據。

不過，掉髮和白髮都是因營養不良而引起的，若能攝取營養均衡的飲食，這些症狀多少能獲得改善。

（106～119頁撰文：今井明子）

選擇食品的標準

頭髮

	食品	分量標準
主食	白飯、麵包、麵類	普通
主菜	肉、海鮮、蛋	增加
	大豆、大豆製品	普通
配菜	蔬菜	普通
	根莖類、南瓜	普通
	海藻、蕈菇、蒟蒻	普通
	水果	普通
	牛奶、乳製品	增加
調味料	油	節制
	砂糖	普通
	鹽、醬油、味噌	普通
	醋	普通
	辛香料	普通
嗜好品	甜點	普通
	酒精飲料	普通
	咖啡因飲料	普通
	碳酸飲料	普通

出處：《飲食治百病 新版》
（中村丁次著，法研，1992年發行）

推薦菜色

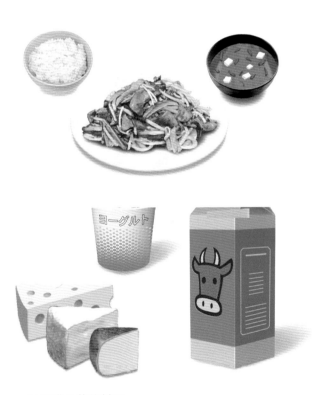

・以肝臟入菜的料理
・乳製品

對胃負擔小的食物，有效緩和急性胃炎

大吃大喝或飲酒過量的隔天，可能會罹患「急性胃炎」。這是黏膜發炎或胃酸分泌增加而導致的病症，會有胃不舒服、食慾不振、噁心想吐等不適感。除了暴飲暴食之外，攝取辛香料等刺激物，或服用強酸、強鹼性藥物，以及精神上承受過重壓力等等因素，都可能引發急性胃炎。

罹患急性胃炎時，該如何調整飲食呢？藉由改善致病的飲食內容和方式，或是消除壓力等病因，就能治癒急性胃炎。因此，罹患急性胃炎的時候，建議攝取對胃負擔較小的食物，具體來說就是低脂、容易消化、無刺激性的食物。為防止胃酸過度分泌，要依循「少量多餐」的原則，增加進食的次數，每次少量進

切忌飲食過量

吃飽喝足讓人充滿幸福感，但若吃喝過頭，可能引發急性胃炎。罹患急性胃炎會出現胃部不適、食慾不振、噁心、嘔吐、腹痛等症狀。特別是大吃大喝之際，更要小心有飲食過量之虞。

急性胃炎飲食療法的進行方式

為了治療急性胃炎，在靜養的同時必須進行飲食療法，直到症狀消除。在此療法中，要注意選擇容易消化吸收的食物，將一餐分好幾次少量進食，以防止胃酸過度分泌。飲食的內容要配合症狀的緩和而逐漸恢復到原來的習慣。有時也必須在醫師的診斷下服用抑制胃酸分泌的藥物。

第一天	第二天	第三天	第四天～第五天
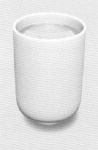	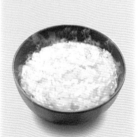	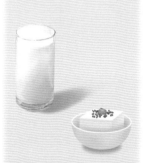	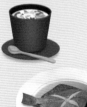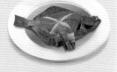

第一天：
急性胃炎發作的當天要禁食，僅能補充水分。禁食期間為一天左右。為避免對胃的刺激，水溫要調到大約等於體溫。

第二天：
在禁食之後重新開始進食，以白稀飯等容易消化的醣類為主。一天以40～500大卡為準。

第三天：
開始補充容易消化的營養素，像是具流動性的蛋白質和乳化脂肪等。牛奶和豆腐是合適的選擇。一天以600～900大卡為準。

第四天～第五天：
攝取柔軟且低脂的菜色，適合茶碗蒸以及煮白肉魚等蒸、燉煮的菜。一天以1000～1500大卡為準。

食即可。

　若噁心想吐或食慾不振等症狀嚴重時，要禁食一天，只喝溫開水、綠茶或麥茶；第二天主要攝取白稀飯等容易消化的醣類，以40～500大卡為準；第三天攝取豆腐、牛奶等醣類以外的營養素，以600～900大卡為準。豆腐和牛奶所含的蛋白質比肉或魚更具流動性，所以較容易消化。牛奶中所含的「乳化脂肪」容易溶在有助脂肪吸收的「膽汁」裡，所以是好消化的脂肪。

　第四～五天可以開始納入茶碗蒸、白肉魚、雞絞肉等軟嫩又低脂的菜色，以1000～1500大卡為準。要避免高脂且質韌的肉類，以及過冷、過燙或有辛香料等刺激性的食物。酒精和咖啡因要等到急性胃炎症狀消失再行攝取。

※：數值出處為中村丁次《營養飲食療法入門　第3版》23～26頁。

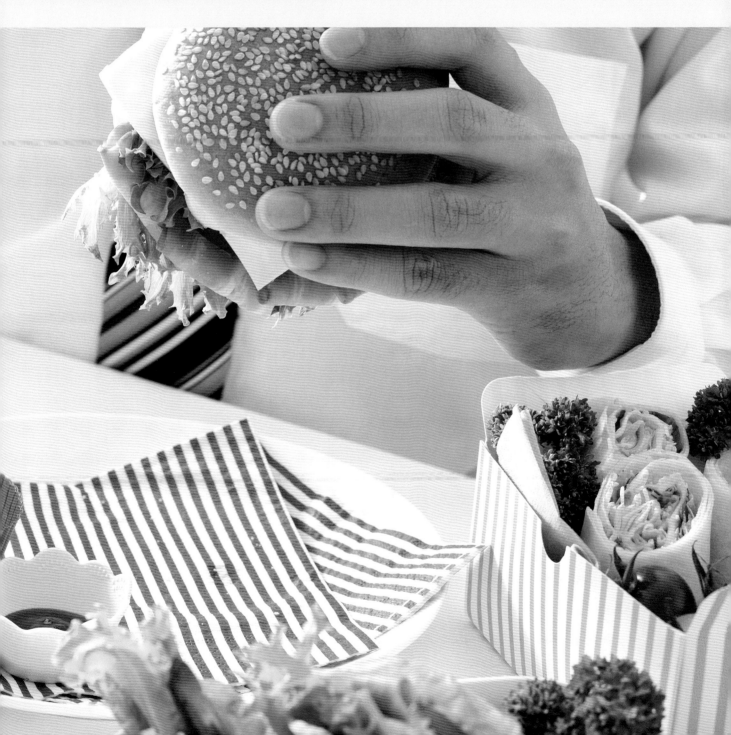

靠刺激大腸的食物來改善便祕

便祕的時候糞便非常硬，使排便出現困難，如果無法定期排便，腹部會感到不適。便祕有「弛緩性便祕」、「痙攣性便祕」、「直腸性便祕」三種。弛緩性便祕是大腸腸道鬆弛、腸道運動功能低落，造成糞便長時間滯留在腸內，水分遭過度吸收而變硬所導致的便祕；痙攣性便祕是自律神經失調造成大腸收縮紊亂，無法順利排出糞便所導致的便祕；直腸性便祕是糞便出口處「直腸」的排便功能低落，就算糞便到達直腸也無法排出導致的便祕。據說日本人便祕的原因約三分之二是「弛緩性便祕」。

想靠食物改善便祕，要注意以下五點。

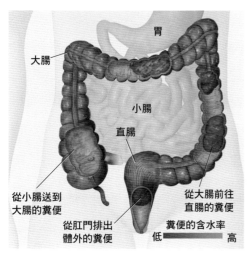

胃
大腸
小腸
直腸

從小腸送到
大腸的糞便

從大腸前往
直腸的糞便

從肛門排出
體外的糞便

糞便的含水率
低　　　高

腸道的功能與便祕的定義

吃下的食物會與來自胃及胰臟的大量消化液混合，以接近液體的高含水狀態進入小腸。小腸的主要功能是吸收溶解的養分，要經過大約10個小時通過小腸，吸收食物中的養分和水分。在通過小腸的階段，食物還含有大量的水分而呈泥狀，接下來這些泥狀物會進入以吸收水分為主要任務的大腸，在這裡停留24～48小時，這段時間裡水分會被吸收。最後的殘餘物就是糞便，通過直腸，從肛門排至體外。便祕指的是糞便水分遭過度吸收變硬而致排便困難，或是排便的頻率較一般來得少，而產生不適感的狀態。

大腸造成的便祕

大腸內的糞便通常會藉由大腸蠕動而推移，蠕動指的是腸道藉由環繞腸道的肌肉收縮，這種收縮會沿著糞便前進方向傳導，大腸內的糞便就是靠著這樣的蠕動緩緩推移。但當大腸蠕動變弱、糞便過少，或是糞便過硬時，就無法將糞便順利推進。

直腸造成的便祕（直腸性便祕）

一般在排便的時候，下腹部會對直腸使勁施加壓力，將糞便往肛門的方向推出。但使勁的時候若發生直腸往陰道方向突出的「直腸膨出」，或是直腸將糞便推出的神經功能衰弱，會使糞便無法到達肛門，造成排便困難。

通常情況

蠕動的傳導方向（糞便的推進方向）

大腸
收縮
糞便

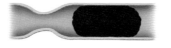

1. 糞便過硬而無法推進
因在大腸中的水分被過度吸收，使糞便中的含水量變少，糞便過硬而無法排出。

2. 糞便過少以致於無法藉由蠕動前進
由於膳食纖維不足等原因致糞便量過少，無法藉由蠕動推進、排出。

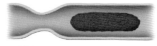

3. 收縮程度過小，無法推動糞便（弛緩性便祕）
腸道收縮神經衰弱，致腸道擴張、鬆弛，難以產生蠕動而無法排便。

通常情況

背部
側腹
糞便
直腸
肛門

使勁時產生的壓力

施加壓力的方向

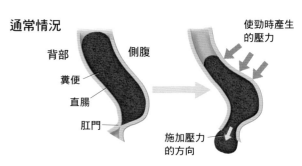

直腸性便祕

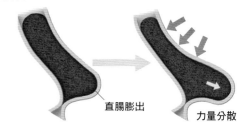

直腸膨出

力量分散

第一、攝取含豐富膳食纖維的食材促進排便。植物中所含「纖維素」及「半纖維素」（hemicellulose）這兩種膳食纖維，能增加糞便量刺激腸道。另外纖維素及半纖維素會被腸道菌消化，這時腸道菌產生的「揮發性脂肪酸」也會刺激腸道。

第二、飲用冰冷的飲料或牛奶。冰冷低溫和牛奶中含有的「乳糖」，容易引發胃及大腸的反射運動。第三，吃水果。水果所含的「蘋果酸」和「檸檬酸」等，會刺激腸道黏膜，促進排便。第四，食用辛香料和酒精等刺激物刺激排便。第五，將食物調理成重口味。增加鹽或糖的用量，可提高腸道從外界吸收水分的壓力（滲透壓），排便就會比較容易。

※：數值出處為中村丁次《營養飲食療法入門　第3版》52～55頁。

弛緩性便祕時的五大飲食重點

規律的生活習慣和飲食療法對改善便祕十分有效。在飲食療法中，有「攝取膳食纖維」、「飲用冰冷的飲料」、「吃水果」、「食用刺激物」、「重口味調理」這五個方法能改善便祕。

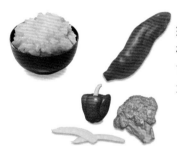

攝取膳食纖維：糙米飯、根莖類、黃綠色蔬菜等所含的膳食纖維會增加排便量，刺激腸道。

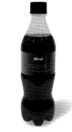

飲用冰冷的飲料：冰水、冰汽水或冰牛奶會促進胃和大腸的反射運動。

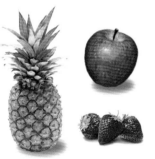

吃水果：鳳梨、蘋果、草莓等水果中所含的「有機酸」（蘋果酸和檸檬酸等）會刺激腸道黏膜。

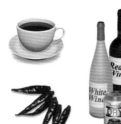

食用刺激物：適度食用辛香料、酒精、咖啡因等刺激物會刺激腸道。

選擇食品的標準
便秘

	食品	分量標準	
		便祕（弛緩性）	便祕（痙攣性）
主食	白飯	增加	節制
	麵包、麵類、粥	普通	增加
主菜	肉、海鮮、蛋	普通	普通
	大豆、大豆製品	增加	節制
配菜	淺色蔬菜	增加	節制
	黃綠色蔬菜	增加	節制
	根莖類、南瓜	增加	節制
	海藻、蕈菇、蒟蒻	儘量增加	儘量節制
	醃漬品	普通	普通
	水果	增加	節制
	牛奶、乳製品	增加	節制
調味料	油	普通	普通
	砂糖	普通	普通
	鹽、醬油、味噌	普通	普通
	醋	普通	普通
	辛香料	增加	儘量節制
嗜好品	日式甜點	普通	普通
	西式甜點	普通	普通
	酒精飲料	普通	禁止
	咖啡因飲料	普通	禁止
	碳酸飲料	普通	禁止

出處：《飲食指導ABC　改訂第3版》
（中村丁次監修，日本醫事新報社，2008年發行）

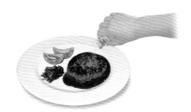

重口味調理：以鹽或砂糖調成重口味的料理，可提高腸內的滲透壓，增加糞便的含水量。

預防高血壓，從減鹽也能吃得美味做起

「高血壓」是生活習慣病之一，指的是從心臟送出的血液經由動脈輸送時，對動脈管壁施加過高壓力（血壓）的狀態。血壓的單位是毫米汞柱（mmHg）。高血壓的定義為血壓的「收縮壓」（心臟收縮時的血壓）在140mmHg以上，血壓的「舒張壓」（心臟舒張時的血壓）在90mmHg以上。高血壓會提高動脈硬化的風險，但是不容易察覺。若對動脈硬化置之不理，則可能提高引發心肌梗塞或腦血管疾病。

罹患高血壓的主要原因，90％與運動及飲食等生活習慣有關。因此，只要改善這兩

何謂血壓的「高壓」和「低壓」？

血壓指的是從心臟送出的血液輸送到身體各處時對動脈管壁施加的壓力。心臟如幫浦般反覆收縮舒張，將血液送出去，「高壓」指的是心臟收縮時產生的壓力，稱為「收縮壓」；「低壓」指的是心臟舒張時產生的壓力，稱為「舒張壓」。

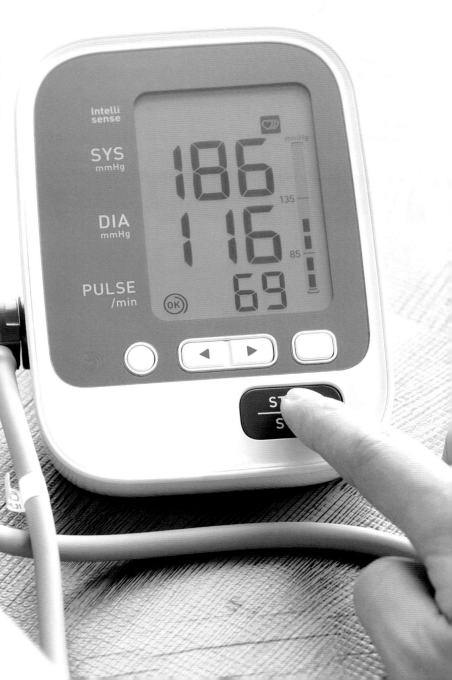

項，就能使血壓下降。肥胖者先以理想體重為目標進行減重。因此，減少食量並增加運動量非常重要。理想體重為身高（公尺）的平方乘以22所計算出的數值（單位為公斤）。

在飲食方面，已知食鹽攝取會影響高血壓發作，因此必須將食鹽攝取量限制在1天6克之內。減鹽的方法有避免醃漬物、少吃加工食品和零嘴點心、做菜時先不加鹽，食用前才調味、採用減鹽食品等。但減鹽飲食不易讓人滿足，這時可以利用舌頭的機制，努力讓味道「感覺濃郁」就好了。鹹味與高湯的鮮味兩者兼具時感覺會更強烈（對比效果），且據說若加上辛香料的辣味或檸檬汁的酸味，即使僅略帶鹹味也會感到滿足。

※：數值出處為中村丁次《營養飲食療法入門　第3版》86～90頁。

如何聰明的減鹽

減鹽飲食可能讓人覺得乏味，減損了食物的美味，因此可利用舌頭的機制，達到即使減少鹽分仍能維持美味的效果。靠著「增加鮮味」、「提升酸味」、「添加辣味」的方式來代替加鹽，也能感覺鹹味無損。

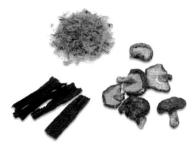

鮮味與鹹味的「對比效果」：
當鮮味與鹹味兼具時，會比單獨品嘗兩種味道感覺更加強烈。想再吃鹹一點的時候，就添加提鮮的調味料或高湯來代替鹽。

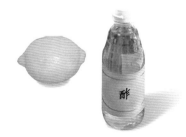

酸味能增強鹹味：
在具鹹味的食材上添加些許酸味，就能讓鹹味感覺更加強烈。想再鹹一點的時候，就淋上檸檬汁或醋來代替鹽。

選擇食品的標準
高血壓

	食品	分量標準	
		高血壓	高血壓（合併肥胖）
主食	白飯、麵包	普通	節制
	麵類	節制	節制
主菜	肉	普通	普通
	海鮮	增加	增加
	蛋	普通	普通
	大豆、大豆製品	增加	增加
配菜	淺色蔬菜	普通	普通
	黃綠色蔬菜	增加	增加
	根莖類、南瓜	普通	節制
	海藻、蕈菇、蒟蒻	增加	增加
	醃漬品	儘量節制	儘量節制
	水果	增加	普通
	牛奶、乳製品	增加	普通
調味料	油（植物油）	（增加）	節制
	砂糖	普通	儘量節制
	鹽、醬油、味噌	儘量節制	儘量節制
	醋	增加	增加
	辛香料	普通	普通
嗜好品	日式甜點	普通	儘量節制
	西式甜點	普通	儘量節制
	酒精飲料	節制	儘量節制
	咖啡因飲料	節制	節制
	碳酸飲料	普通	禁止

出處：《飲食指導ABC　改訂第3版》
（中村丁次監修，日本醫事新報社，2008年發行）

辣味能增強鹹味：
在具鹹味的食材上追加辣味，就能讓鹹味感覺更加強烈。想再鹹一點的時候，就灑上辣椒或七味粉代替鹽。

多吃魚少吃肉，降低動脈硬化的風險

動脈硬化指的是動脈的血管壁一部分增厚變硬，使血管變得狹窄。動脈硬化若持續不止，會導致腦血管疾病或心肌梗塞等病症，提高猝死的風險。動脈硬化相關疾病致死率高，在日本人死因排名上僅次於癌症，是與每個人切身相關的問題。

造成動脈硬化的原因之一是「低密度脂蛋白」（壞膽固醇）的數值偏高。膽固醇是細胞膜與激素的原料，是生命不可或缺的成分。當膽固醇從肝臟運送到全身時，會與「低密度脂蛋白」（low-density lipoprotein，LDL）結合形成低密度脂蛋白。正常情況下，低密度脂蛋白首先會進入血管內側（內膜及中膜），然後再回到血液中。但低密度脂蛋白量過多時，容易累積在血管內側，最終形成被稱為「粥腫」（atheroma）的粒狀物（右頁圖）。

想預防動脈硬化，可以增加「n-3多元不飽和脂肪酸」（n-3脂肪酸）的攝取，並減少「n-6多元不飽和脂肪酸」（n-6脂肪酸）的攝取。n-3與n-6脂肪酸都是分子結構中擁有

「雙鍵」的脂肪酸，但雙鍵出現的位置不同。n-3脂肪酸能抑制血栓形成，而n-6脂肪酸攝取過量時，低密度脂蛋白極易遭致體內產生的「自由基」所氧化，被氧化的低密度脂蛋白會傷害血管，提高發炎的風險。

n-3脂肪酸存在於海鮮類及橄欖油，而n-6脂肪酸則存在於玉米油及大豆油等油脂中。想增加飲食中n-3脂肪酸的攝取量，可積極從海鮮類攝取蛋白質來取代肉類，並且把烹調用油換成橄欖油。另外，肉類不含n-3脂肪酸或n-6脂肪酸。

另外，建議每攝取1000大卡的熱量就要攝取10克的水溶性膳食纖維，水溶性膳食纖維除了可抑制小腸吸收膽固醇外，還能在膽固醇合成後，增加從糞便中排泄的膽汁酸的量，減少體內總膽固醇。攝取維生素C或維生素E等抗氧化物，能減少體內的自由基，也能降低動脈硬化的風險。

※：數值出處為中村丁次《營養飲食療法入門　第3版》99～102頁。

改善動脈硬化的飲食重點

想改善動脈硬化，重點在於減少血液中的低密度脂蛋白。「n-3脂肪酸」和「水溶性膳食纖維」對減少低密度脂蛋白十分有效，而「抗氧化物」能藉由避免低密度脂蛋白氧化來預防動脈硬化。

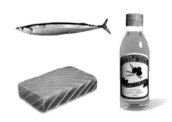

n-3脂肪酸：
n-3脂肪酸存在於秋刀魚、鮪魚、鯖魚、鮟鱇魚肝等魚類，以及橄欖油、菜籽油等食用油之中。

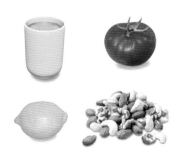

抗氧化物：
檸檬、高麗菜、綠茶等所含的維生素C，以及堅果類或鰻魚等所含的維生素E，還有番茄所含的「茄紅素」等，都是抗氧化物。

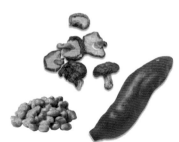

水溶性膳食纖維：
裸麥等穀物、牛蒡等根莖類、乾香菇等蕈菇類、四季豆等豆類、裙帶菜等海藻之中，都含有豐富的水溶性膳食纖維。

動脈硬化就是這樣發生的（1～4）

圖示為動脈硬化發生前的過程，分為 4 個階段。血液中低密度脂蛋白的量增加後，會累積在血管內側，發展成動脈硬化。

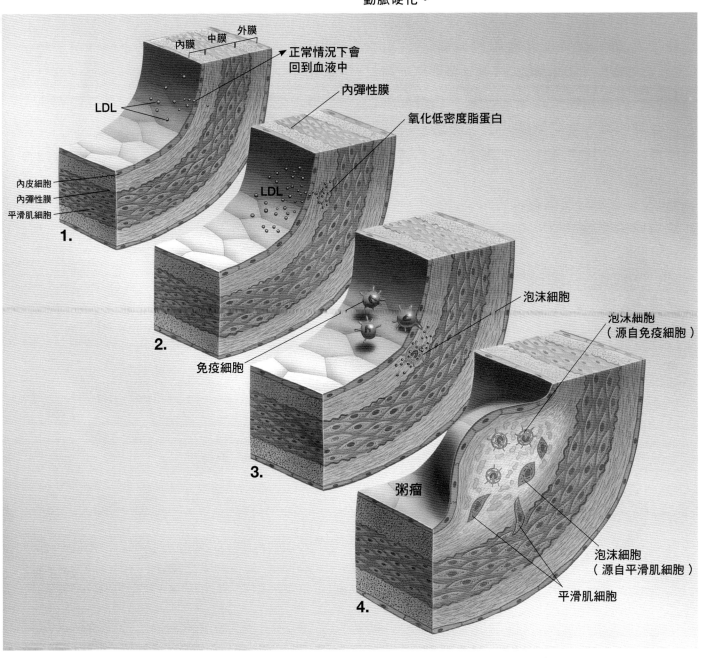

1.

圖中顯示出血液裡低密度脂蛋白通過內皮細胞層侵入內膜的情況。

　正常狀況下，進入內膜的低密度脂蛋白會通過內彈性膜的窗口移動到中膜，然後隨著淋巴液的流動回到血液中。低密度脂蛋白原本就是維持身體機能的主要脂蛋白（與脂質結合的蛋白質）。

2.

低密度脂蛋白通過內彈性膜窗口的速度有限，因此當血液中的低密度脂蛋白增加，且內膜的低密度脂蛋白也增加時，「氧化低密度脂蛋白」也會增加，累積在內膜。

3.

氧化低密度脂蛋白累積之後，血液中負責免疫的肥大細胞會發揮作用，入侵並「吞噬」氧化低密度脂蛋白，進入細胞內排除清理。但是肥大細胞吞入大量脂肪後，會轉變成失去行動力的所謂「泡沫細胞」而固定下來。

4.

在肥大細胞、泡沫細胞的影響下，中膜的平滑肌細胞有一部分也會移動到內膜，開始吸收低密度脂蛋白。這個過程會因內皮細胞損傷而加速腳步。如此一來，氧化低密度脂蛋白會累積在冠狀動脈內膜中，形成粥腫。

多補充營養與水分，加速感冒痊癒

　　當我們睡眠不足，體力變差的時候，或是到了冬季，都特別容易罹患感冒。病因有80～90%是「感冒病毒」（達200多種）所引起的。大多數感冒是肇因於感冒病毒感染從鼻腔到喉嚨深處之間的「上呼吸道」所致，出現咳嗽、流鼻水、喉嚨痛、發燒、頭痛等症狀，這些是體內為了排除病毒而產生的免疫反應。感冒時若感染了「化膿性鏈球菌」等細菌，會引發支氣管炎或扁桃腺炎等嚴重症狀。若是自己覺得感冒了，最好趁惡化之前治療。

　　藥物無法治好感冒，只能靠免疫反應讓身

感冒傳染途徑

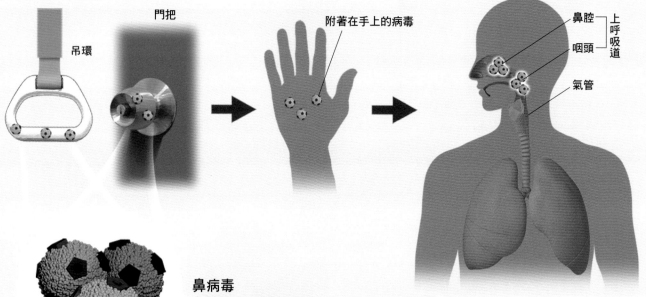

吊環

門把

附著在手上的病毒

鼻腔　咽頭｝上呼吸道

氣管

鼻病毒
由數種蛋白質組成的球狀外殼，攜載帶有遺傳訊息的RNA或DNA。

罹患感冒者所碰觸過的吊環和門把上，可能會附著病毒，其他人若是碰觸這些物件，有可能接觸到病毒，如果在無意間接觸到口鼻時，就會讓病毒入侵。

口罩的功用

口罩依種類的不同而有大小不同的孔隙，但無論哪一種，其孔隙都大過病毒，因此空氣中飄散的病毒會穿過孔隙，無法阻隔病毒。但口罩仍能擋住含病毒的噴嚏飛沫，進而防止感染擴散。

	約略大小
流行性感冒病毒	0.0001公釐
口罩的孔隙	0.1～0.001公釐
噴嚏飛沫	0.005公釐

體痊癒。為了提高免疫反應，靜養、保持溼度還有補足營養非常重要。免疫反應會消耗大量的熱量、蛋白質、維生素、電解質、水分，因此必須從飲食中補充。熱量的補給建議攝取米飯、麵包、蜂蜜、果醬等醣類，感冒症狀嚴重時可能會沒有食慾，這時就可改從布丁、冰淇淋、稀飯等流質食物中攝取醣類。水分補給可喝運動飲料、果汁或蔬菜湯，在攝取水分的同時也能攝取到熱量、電解質及維生素。一天飲用量以1000～1500毫升為標準。如果發生腹瀉，蕈菇類、牛蒡、蒟蒻等含不溶性膳食纖維的食物，或是油炸物等脂肪含量較高的食物都會刺激大腸腸道，最好避免攝取。

※：數值出處為中村丁次《營養飲食療法入門　第3版》201 ～ 203頁。

有助感冒自然痊癒的飲食

想讓感冒儘快痊癒，重點在於補充免疫反應會消耗的成分和熱量。當症狀嚴重或食慾不振時，要注意改從水分或流質食品當中攝取醣類和電解質。

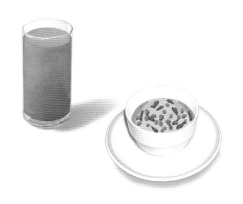

補給水分是基礎：
能同時補充水分和醣類、電解質、維生素等營養的食物比較好，運動飲料、果汁和蔬菜湯是較為合適的選擇。

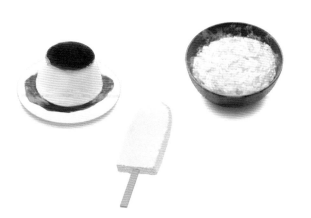

沒有食慾的時候：
不想吃東西的時候，就從布丁、冰淇淋、稀飯等流質食物中補充最低限度的醣類（熱量）。

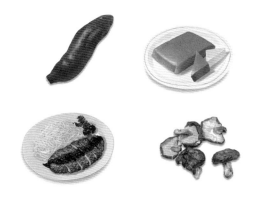

腹瀉的時候：
發生腹瀉時，要避免會促進排便的食物，具體來說，就是含有膳食纖維的根莖類、蒟蒻、蕈菇類，還有油炸物等會刺激腸道的食品。

預防骨質疏鬆，需要補充鈣質、蛋白質、

　　停經後的女性容易罹患「骨質疏鬆症」，骨質疏鬆症是一種骨骼的疾病，骨頭中出現大量空隙，只要稍微受到外力衝擊就容易骨折。健康骨骼的維持，靠的是「破骨細胞」（osteoclast）和「成骨細胞」（osteoblast）之間的平衡，前者具破壞骨骼的作用（吸收），而後者則具製造骨骼的作用（形成）。決定骨骼品質的是骨骼原料（鈣質及膠原蛋白等營養素）的品質，以及以這些原料所建造的微細結構。停經後的女性「雌激素」的分泌量減少，骨骼破壞的比例增加，使得骨質密度下降。如此一來，微細結構就難以維持，持續受損。此外，年齡增長或罹患生活習慣病之後，體內成分氧化產生的「氧化壓力」，不只會提高骨骼破壞的比例，還會使骨

骨質密度降低使得骨骼空洞化

骨質密度降低的骨骼剖面照片（下）與骨骼剖面圖（右）。骨骼剖面照片最左側所顯示的為骨質密度最高。當骨量下降時，在擁有海綿狀結構之「海綿骨」的範圍內尤其容易出現空洞化現象。

骨骼剖面圖

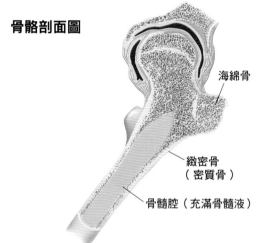

海綿骨

緻密骨
（密質骨）

骨髓腔（充滿骨髓液）

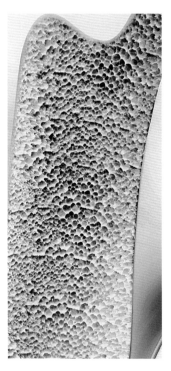
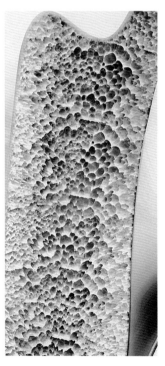
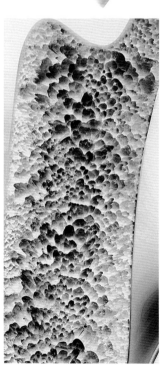
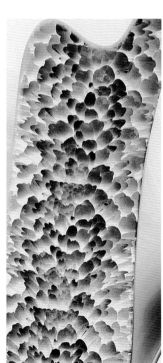

維生素 D，促進骨骼形成

骼原料的品質劣化。

　　預防骨質疏鬆症，重點在於趁骨骼形成程度較高的成長期階段多攝取鈣質，提高最大骨量。就算是成年之後，藉由均衡攝取與骨骼健康相關的營養素，也能預防骨質疏鬆症。

　　建議鈣質攝取量為一天700～800毫克，小魚乾、牛奶、乳酪中含有大量鈣質；蛋白質是骨骼原料的一部分（膠原蛋白等），還有促進

骨骼形成的作用，所以一天最好攝取每公斤體重1.0克的蛋白質。此外維生素 D 能增加鈣質吸收，所以一天要攝取10～20微克，魚類及蕈菇類中含豐富的維生素 D；維生素 K 能幫助鈣質沉積為骨質，建議攝取250～300微克，黃綠色蔬菜及納豆中含豐富的維生素 K。

※：數值出處為中村丁次等人《臨床營養學　改訂第 3 版》279～284頁。

預防骨質疏鬆症的營養素

成人要預防骨質疏鬆症，除了攝取與骨骼形成相關的營養素之外，營養均衡的飲食、維持適當體重（不攝取過多熱量）、改善整體飲食習慣也十分重要。這裡舉出對骨骼形成相當重要的三種營養素。

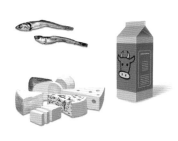

鈣質：
鈣質是形成骨骼的主要成分，體內的鈣質有99%存在於骨骼和牙齒。小魚乾、牛奶、乳酪、大豆製品以及黃綠色蔬菜之中含豐富鈣質。

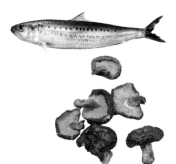

維生素 D：
維生素 D 能提高小腸及腎臟中的鈣質吸收量。老年人若長期缺乏維生素 D，「副甲狀腺激素」的濃度會下降，骨質密度也會降低。魚類及蕈菇類含有大量的維生素 D。

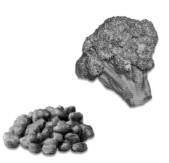

維生素 K：
維生素 K 能提高「骨鈣素」（骨骼原料）與鈣質的結合作用，並抑制鈣質從尿液中流失。納豆和黃綠色蔬菜含有大量的維生素 K。

選擇食品的標準
骨質疏鬆症

	食品	分量標準
主食	白飯、麵包、麵類	普通
主菜	肉	普通
	海鮮	儘量增加
	蛋	普通
	大豆、大豆製品	增加
配菜	淺色蔬菜	普通
	黃綠色蔬菜	增加
	根莖類、南瓜	普通
	海藻	增加
	蕈菇、蒟蒻	節制
	醃漬品	普通
	水果	普通
	牛奶、乳製品	儘量增加
調味料	油	普通
	砂糖	增加
	鹽、醬油、味噌	普通
	醋	普通
	辛香料	普通
嗜好品	日式甜點	普通
	西式甜點	普通
	酒精飲料	節制
	咖啡因飲料	節制
	碳酸飲料	普通

出處：《飲食指導ABC　改訂第3版》
（中村丁次監修，日本醫事新報社，2008 年發行）

歐美飲食及飲酒過量會提高痛風的風險

「痛風」是指血液中尿酸增加，在腳或膝蓋等關節處形成尿酸晶體，導致引起發炎的疾病。痛風的疼痛十分強烈，甚至會到寸步難行的程度。

尿酸由「普林（嘌呤）」在肝臟中代謝形成，普林是擁有「嘌呤環」這種結構的物質統稱，其中也有生物生存不可或缺的物質（下圖）。一般來說，由普林生成的尿酸，在體內的產生量與排泄量會達到平衡，而保持在一定的濃度。當普林產生量增加而排泄量下降時，破壞尿酸量的平衡，尿酸濃度大幅上升，最後發展成痛風。

已知痛風發作與高蛋白、高脂肪、高熱量的歐美飲食有極高的關聯性。也有調查結果顯示，80％的痛風患者每天飲酒540毫升以上，並且有70％屬於肥胖者。想預防或緩和痛風，就必須改善飲食習慣。

飲食常常過量的人，必須先將攝取的熱量恢復到相對體重而言較為合適的量，但急遽限制熱量攝取也會妨礙尿酸排泄，應該避免。飲食上除了要注意營養均衡，還要避免吃下過多含高普林的食品，一天的攝取量應限制在100～150毫克。動物內臟、沙丁魚或秋刀魚乾等食物含大量普林，不宜連續食用。普林會溶在水中，因此將肉和魚以水煮過後濾掉湯汁，就能減少普林的攝取。大量飲水也能增加尿液，因而增加隨尿液排出的尿酸量。酒精則會促進尿酸合成、妨礙排泄，並提高體內尿酸濃度，罹患痛風後適當的飲酒量請向醫師諮詢決定。

※：數值出處為中村丁次《飲食指導ABC　改訂第3版》291～295頁。

普林存在於細胞核

普林之一「嘌呤鹼基」存在於生物細胞中，細胞核中的DNA由四種「鹼基」（ATCG）組成，其中「腺嘌呤」（A）及「鳥糞嘌呤」（G）就是擁有嘌呤環結構的嘌呤鹼基。腺嘌呤和鳥糞嘌呤會為細胞內的酶分解成「黃嘌呤」（xanthine）這種物質，而黃嘌呤又會為「黃嘌呤氧化酶」分解，形成尿酸。普林對身體而言是重要的分子，但增量過多時，自普林生成的尿酸也會增加，終至發展成痛風。

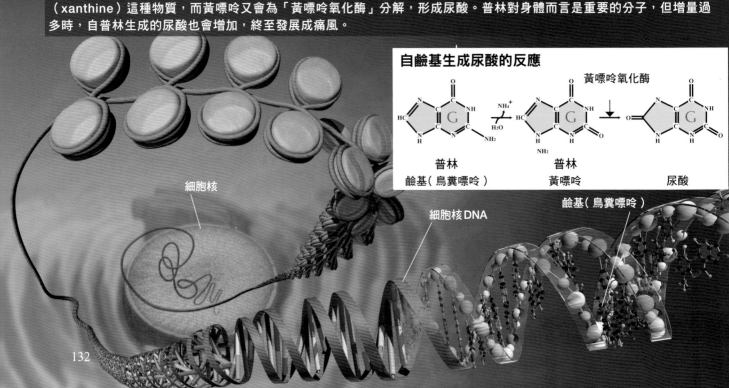

細胞核

細胞核DNA

自鹼基生成尿酸的反應

黃嘌呤氧化酶

普林
鹼基（鳥糞嘌呤）

普林
黃嘌呤

尿酸

鹼基（鳥糞嘌呤）

避免尿酸量增加的飲食

痛風患者想減少普林攝取，要避開動物性食品和酒精飲料。採取減少普林的烹調方式，或增加水分的攝取，以利尿酸排出，都是有效的方法。

避免動物性食品：
肉類和魚類中所含的普林量如表所示，須注意將一天的攝取量控制在
100～150毫克，別吃下太多高普林的動物性食品。

肉類及海鮮類的普林含量（單位：mg/100g）

肉類	含量	海鮮類	含量
雞肝	312	遠東砂瓥魚（乾）	306
豬肝	285	明蝦	273
牛肝	220	日本竹筴魚（乾）	246
豬腎	195	鰹魚	211
牛腎	174	南美擬沙丁魚	210
雞柳	154	秋刀魚（乾）	209
豬里肌	120	北魷	187
牛腱	111	牡蠣	185

節錄自《高尿酸血症及痛風治療指南》（日本痛風與核酸代謝學會）

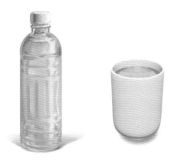

大量攝取水分：
大量攝取水分能增加尿液量，尿液量增加後，尿酸的排泄也會增加，使血液中尿酸濃度下降。但要從水或茶攝取水分，不能將含糖飲料也算在內。

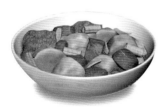

減少普林的烹調方式：
由於普林容易溶在水中，將肉和魚水煮過後普林會溶出，因此將動物性食品做成角煮或燉肉後捨棄湯汁不喝，就能避免攝取到普林。

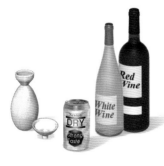

節制酒精飲料：
酒精會使尿酸值上升，所以應與醫師討論限制標準。最好是戒酒，如果要飲用，日本酒應限制在一天約150毫升、啤酒約400毫升、葡萄酒約200毫升。

選擇食品的標準
痛風

	食品	分量標準
主食	白飯、麵包、麵類	普通
主菜	肉（內臟） 海鮮（內臟） 蛋 大豆、大豆製品	節制（禁止） 節制（禁止） 普通 普通
配菜	淺色蔬菜 黃綠色蔬菜 根莖類、南瓜 海藻、蕈菇、蒟蒻 醃漬品 水果 牛奶、乳製品	普通 增加 普通 增加 節制 普通 晉通
調味料	油 砂糖 鹽、醬油、味噌 醋 辛香料	普通 節制 節制 普通 普通
嗜好品	日式甜點 西式甜點 酒精飲料 咖啡因飲料 碳酸飲料	節制 節制 儘量節制 普通 儘量節制

出處：《飲食指導ABC　改訂第3版》
（中村丁次監修，日本醫事新報社，2008年發行）

133

若食物中毒，先從飲料中獲取營養

在媒體上常看到報導，民眾在衛生不佳的地方吃東西，結果上吐下瀉。「食物中毒」是食物中所含的有害細菌或毒素進入體內所引起，為了將將造成食物中毒的細菌或毒素排出體外，會產生噁心、嘔吐、腹痛、腹瀉、發燒等症狀。

食物中毒可分為三種類型，第一種是「感染型」，是病原菌在體內繁殖對腸胃產生作用，通常以腹瀉方式排泄。第二種是「毒素型」，攝取到病原菌（於食物內繁殖）所產生的毒素而引發症狀，通常以嘔吐方式排泄。第三種是「中間型」，病原菌在體內繁殖的同時也產生毒素而引發症狀，腹瀉或嘔吐都可能發生。

如果出現噁心、嘔吐、腹瀉等食物中毒的症狀，要停止進食讓腸道休息。噁心和嘔吐稍緩之後，再少量而頻繁地飲用冷開水或運動飲料。如果不會嘔吐，就攝取牛奶、果汁、蔬菜湯等能補充營養的水分（流質食品）。等到症狀緩和之後，再從水量較多的稀飯（軟質食品）開始恢復進食。從米水比例為三比七的「三分粥」開始，然後是五比五的「五分粥」、七比三的「七分粥」，硬度慢慢回到一般的米飯。習慣喝粥之後，接下來攝取膳食纖維少、胃中停留時間短的飲食（易消化食品），例如滑蛋豆腐、三明治或肉丸子。配合症狀緩和，逐漸恢復一般的飲食。

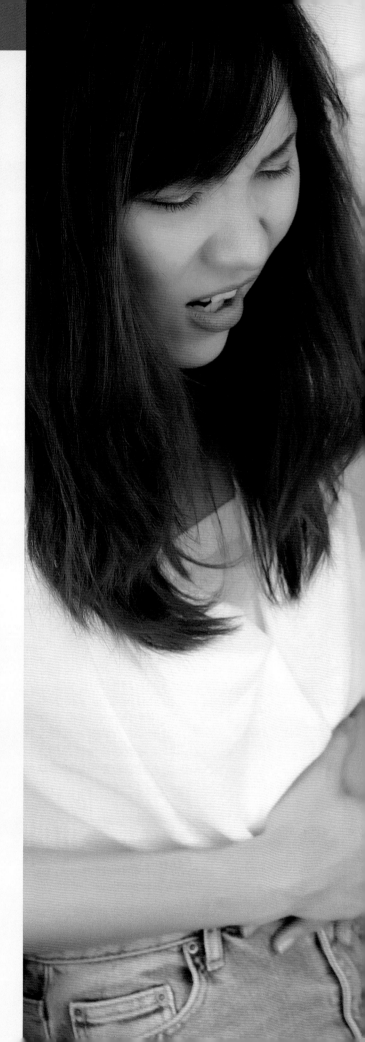

食物中毒恢復期的飲食進行方式

若噁心、嘔吐、腹瀉等症狀緩和了，再慢慢恢復進食。依照「流質」、「軟質」、「易消化」食品的順序，逐漸回歸原本的飲食。

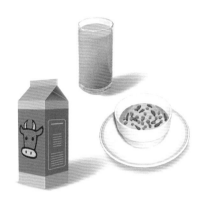

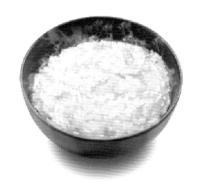

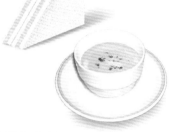

流質食品：

流質食品指的是排除固形物且具流動性質的食品。具體來說，就是冷開水（常溫的開水）、焙茶、蔬菜湯、牛奶、果汁等。特色是不用咀嚼即可食用，易消化，刺激性小。雖然營養價值不高，卻是恢復飲食的第一步。

軟質食品：

軟質食品指的是比一般飲食柔軟而易消化的食物，以稀飯為主食。從米水比例為三比七的「三分粥」開始，慢慢減少水的比例，直至回到乾飯。之後，再加上味噌湯或是燉菜等煮到爛熟的主菜。

易消化食品：

易消化食是容易消化的食物統稱。特色是難以消化的膳食纖含量少，且在胃中停留的時間短，以及對消化道的刺激性小。具體來說，就是滑蛋豆腐、三明治、濃湯、肉丸子等菜色。相較於流質食品和軟質食品，更須考慮營養均衡。

口腔潰瘍疼痛時，在痊癒前可以先吃低刺激性的食物

「口腔潰瘍」（俗稱嘴破）指的是舌頭、嘴唇、臉頰內側等口腔內黏膜發炎的狀態。即使發炎部位不大，嘴巴裡也會感到強烈的疼痛，甚至會妨礙進食和說話。

口腔潰瘍有好幾種型態，最多的是由於體力低落、睡眠不足、維生素缺乏造成的「潰瘍口瘡」，其他還有因「單純皰疹」等病毒感染，或口腔內「念珠菌」等真菌（黴菌）繁殖而引起發炎的「病毒性口腔炎」，以及因吃熱食燙傷口腔，或齒列不齊牙齒固定摩擦黏膜，使口

口腔潰瘍好發部位

圖示為口腔潰瘍好發的部位，特色是容易發生在口腔內柔軟處或黏膜上，常見於嘴唇、舌頭、臉頰內側等。

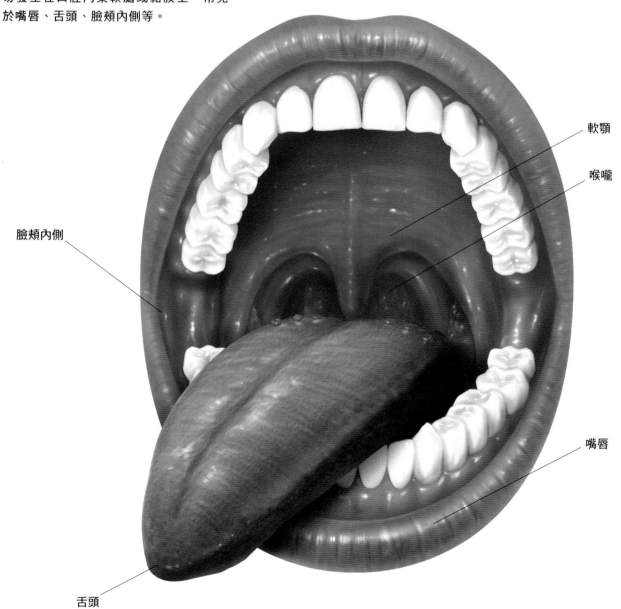

軟顎

喉嚨

臉頰內側

嘴唇

舌頭

腔受傷後發展成的「卡他性口腔炎」。有時也會因過敏或抽菸習慣而發病（參考下表）。

若是因為營養不足，可以服用營養劑，若是病毒或黴菌造成的，就服用抗病毒或真菌的藥物來治療。想改善口腔潰瘍，重點在於日常飲食須避免發炎進一步惡化，因此建議攝取口感溫和、柔軟、水分含量多的食物，以避免刺激口腔。具體來說，就是茶碗蒸、嫩豆腐、布丁、涼麵、優格等食物。藉由將食物勾芡等增加稠度，也能緩和進食中口腔內的疼痛。此外，將食物的溫度調到接近體溫也能減少刺激。另一方面，重口味、過熱、過冷、辛辣或堅硬、水分少的各類食物都會刺激口腔，最好避免。

口腔潰瘍的種類與原因

	原因	特徵
潰瘍口瘡（最常見）	・睡眠不足 ・壓力 ・營養不足 ・口腔內出現傷口等	在嘴唇、舌頭、臉頰內側等處可見圓形或橢圓形的白色斑點（潰瘍），斑點的邊緣清晰。
病毒性口腔炎	・單純皰疹病毒或水痘帶狀皰疹病毒感染 ・念珠菌繁殖等	因病毒引起皰疹性口腔炎時，口腔內會出現水疱，水疱破裂後造成糜爛。因黴菌引起口腔念珠菌感染時，口腔內會出現白色苔狀的斑點。
卡他性口腔炎	・齒列不齊 ・假牙瑕疵 ・蛀牙 ・口腔內出現傷口等	口腔黏膜或嘴唇內側發紅腫脹，有時會出現龜裂及紅色斑點。患部的邊界大多不清晰。
過敏性口腔炎	・過敏物質（單顆假牙等金屬材料、食物、藥物等）	因過敏反應而引起的發炎症狀，與口瘡潰瘍類似，口腔內會出現伴隨疼痛的白色斑點。
尼古丁性口腔炎	・抽菸習慣	因香菸的煙和熱傷害口腔而引起的發炎症狀，舌頭或口腔內黏膜會出現白色斑點。

口腔潰瘍時也容易下嚥的食物

想避免用餐時口腔潰瘍處疼痛並防止惡化，攝取不會刺激口腔的飲食非常重要。

口感柔和的食物：
推薦茶碗蒸和蛋豆腐等容易在口腔內流動的食物。纖維多的蔬菜之類固體食物，需要多次咀嚼，容易刺激口腔潰瘍，不建議食用。

水分多的食物：
推薦涼麵、優格、布丁等水分較多的食物。零食之類乾燥食品的碎片容易刺激口腔潰瘍，因此不建議食用。

接近體溫的溫度：
食物和飲料最好調到接近體溫再食用。過冷、過熱的食物都容易刺激口腔潰瘍，因此不建議食用。

清淡的調味：
料理最好活用高湯調理出清爽的味道。重鹹、重甜、強酸味的食物可能會刺痛口腔潰瘍，不建議食用。

建議的食物

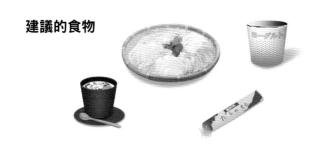

應避免的食物

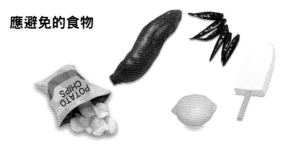

飲酒過量會造成肝臟問題

　　大量飲酒會對肝臟造成負擔，若長期持續，會發展成肝臟疾病（肝功能障礙）。因酒精而引發的肝功能障礙有「酒精性脂肪肝」、「酒精性肝炎」、「酒精性肝硬化」等等。酒精飲用量（累積飲酒量）越多，上述疾病的罹患率越高。累積飲酒量以一天平均量（換算為日本酒）×365天×飲酒期間（年）計算。一天平均540毫升、持續5年，稱為「習慣性飲酒者」；一天平均900毫升、持續10年，稱為「重度飲酒者」。這兩種等同於飲酒過量，符合者必須小心。

　　肝臟除了分解並儲存來自飲食的醣類、蛋白質及脂肪，還會分解酒精跟藥物，進行各種物質的代謝。發生肝功能障礙時，各種營養素的代謝也會產生問題，因此絕對要接受醫師的診斷和治療，還需配合個人症狀進行

從脂肪肝到酒精性肝炎、肝硬化

脂肪在肝臟中會以「中性脂肪」的形式儲存，而酒精會促進中性脂肪合成，所以酒精攝取過量時，中性脂肪會累積在肝臟中，形成「脂肪肝」。脂肪肝形成後，營養成分的代謝會產生障礙，甚至引起發炎而發展至「肝炎」，若肝炎持續下去，肝臟細胞會壞死或纖維化，演變成「肝硬化」。

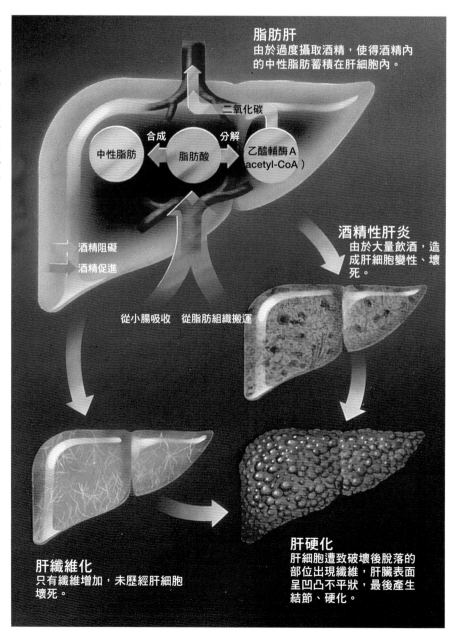

脂肪肝
由於過度攝取酒精，使得酒精內的中性脂肪蓄積在肝細胞內。

二氧化碳

中性脂肪　合成　脂肪酸　分解　乙醯輔酶A（acetyl-CoA）

酒精阻礙
酒精促進

從小腸吸收　從脂肪組織搬運

酒精性肝炎
由於大量飲酒，造成肝細胞變性、壞死。

肝纖維化
只有纖維增加，未歷經肝細胞壞死。

肝硬化
肝細胞遭致破壞後脫落的部位出現纖維，肝臟表面呈凹凸不平狀，最後產生結節、硬化。

飲食療法和戒酒。

　　酒精性脂肪肝是指酒精的中性脂肪累積在肝臟的狀態。為了不讓脂肪繼續累積，必須限制來自醣類和脂肪的熱量攝取，同時建議每公斤體重可攝取1.1～1.2克的蛋白質。酒精性肝炎是肝臟發炎的狀態，肝炎在急性期容易感到噁心、食慾不振，但慢性肝炎不容易有自覺症狀，而難以查覺罹病，必須特別注意。在避免不攝取過多熱量的同時，還要留意營養均衡。酒精性肝硬化是由於肝炎發展而造成肝臟細胞壞死或硬化（纖維化）的狀態。由於產生熱量的醣類及蛋白質儲存會發生問題，而有量不足的傾向，所以在向醫師求診的同時，也要補充必需的營養素。

　　雖然飲食療法可以改善肝功能障礙的症狀，但將每天飲酒量控制在適量（日本酒一天約180～360毫升），以避免引發肝功能障礙，才是最重要的。

選擇食品的標準　肝臟疾病

出處：《飲食指導ABC　改訂第3版》
（中村丁次監修，日本醫事新報社，2008年發行）

	食品	分量標準				
		急性肝炎（恢復期）	慢性肝炎	肝硬化（有症狀）	肝硬化（無症狀）	脂肪肝
主食	白飯、麵包、麵類	普通	普通	普通	普通	節制
主菜	肉、海鮮、蛋	普通	增加	儘量節制	增加	普通
	大豆、大豆製品	普通	增加	節制	增加	普通
配菜	淺色蔬菜	普通	普通	普通	普通	普通
	黃綠色蔬菜	增加	增加	增加	增加	增加
	根莖類、南瓜	普通	普通	增加	普通	節制
	海藻、蕈菇、蒟蒻	普通	普通	節制	增加	儘量增加
	醃漬品	普通	普通	儘量節制	普通	普通
	水果	普通	普通	普通	普通	普通
	牛奶、乳製品	增加	增加	節制	增加	普通
調味料	油	節制	普通	儘量節制	普通	節制
	砂糖	增加	增加	儘量增加	增加	節制
	鹽、醬油、味噌	普通	普通	儘量節制	節制	普通
	醋	普通	普通	普通	普通	普通
	辛香料	普通	普通	普通	普通	普通
嗜好品	日式甜點	普通	普通	普通	普通	儘量節制
	西式甜點	普通	普通	節制	普通	儘量節制
	酒精飲料	禁止	禁止	禁止	禁止	禁止
	咖啡因飲料	節制	節制	節制	節制	普通
	碳酸飲料	節制	節制	節制	節制	儘量節制

針對酒精性肝功能障礙的飲食重點

	特徵	飲食療法的重點
酒精性脂肪肝	脂肪累積在肝臟中。	限制與中性脂肪合成相關的醣類及脂肪攝取，每公斤體重攝取1.1～1.2克的蛋白質。小心不要吃下超過標準體重建議量的熱量。
酒精性肝炎	肝臟發炎。	以《日本人的飲食攝取基準》為標準，攝取營養均衡的飲食。為了避免熱量過剩，一天的攝取量要控制在每公斤體重28～30大卡。食用牛奶、乳製品、蔬菜、海藻、水果能有效防止維生素及礦物質不足。
酒精性肝硬化	肝細胞壞死或纖維化使得肝功能下降。	採用發生代謝異常時補給營養素的飲食，一天的建議攝取量為每公斤體重可有25～35大卡的熱量，以及1.2～1.3克的蛋白質，來自脂肪的熱量占20%。

「血基質鐵」能有效緩和鐵質不足所造成的貧血

人體的正常運作，血液中可將氧氣運送到身體各個部位的「血紅素」功不可沒。血紅素不足時，氧氣無法充分送達，便會造成「貧血」，出現倦怠感、心悸、頭暈目眩等症狀。最常見的貧血是因為製造血紅素的鐵質缺乏所導致的「缺鐵性貧血」，特色是好發於生理期女性及成長期兒童等較容易消耗鐵質的族群，以及為減肥而偏食造成鐵質不足的族群。

鐵質不足多半可以靠鐵劑補充，但即使是容易消耗鐵質的族群，或飲食中鐵質攝取量偏低的族群，也能透過飲食改善。一天三餐攝取適量飲食以及與造血相關的營養素，都對缺鐵

鐵在紅血球中運送氧氣

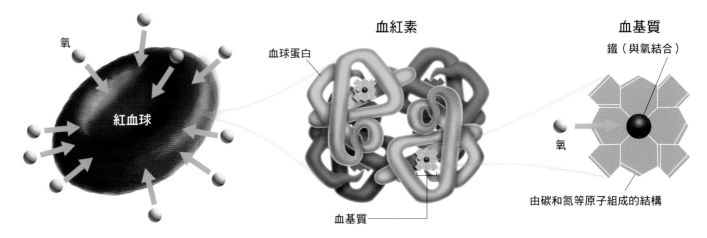

紅血球中含有血紅素，血紅素由四個血球蛋白（globin）和四個血基質組成。構成血基質的原子之一是鐵，紅血球藉著鐵與氧結合，將氧帶到全身。因此鐵質不足時運送氧的能力會下降，造成貧血。

貧血的種類

缺鐵性貧血	因體內儲存的鐵質不足而引起的貧血，會在某些狀況下發作，例如生理期出血，或因隨著成長期鐵質消耗增加，鐵質的攝取量減少等原因引起。除了心悸、喘不過氣、起身時頭暈等一般貧血症狀外，有時還會有口腔潰瘍、指甲反翹（匙狀指）等症狀出現。
溶血性貧血	因溶血（紅血球細胞膜破裂，裡頭血紅素流出的現象）造成紅血球破壞所引發的貧血。因溶血量增加超過紅血球製造量，導致紅血球不足。可能源於紅血球本身有缺陷，或是自身的免疫系統攻擊紅血球。
再生不良性貧血	因骨髓製造血液（造血）的功能缺損而無法生產血球，使得紅血球、白血球、血小板減少所導致的貧血。除了貧血症狀之外，也會出現血小板減少造成的出血，以及白血球減少造成的感染病發作等症狀。
惡性貧血	缺乏維生素 B_{12} 所引發的貧血。除了一般貧血症狀外，還會有消化器官的症狀（食慾不振、便祕、腹瀉等），以及神經及精神上的症狀（麻痺感等感覺異常）、黃疸、出血、毛髮異常等。雖然名稱中有「惡性」，但其實治療相對簡單，靠注射維生素 B_{12} 就能治癒。
腎性貧血	腎臟功能低下所造成的貧血。在腎臟中會產生「紅血球生成素」（erythropoietin，EPO），是促進製造紅血球的因子，腎臟衰竭，紅血球生成素產量不足，就會演變成貧血。

性貧血十分有效。能幫助造血的營養素有鐵質、蛋白質、維生素B群、維生素C、葉酸及銅。若以鐵與「血基質」（heme）分子結合的「血基質鐵」型態攝取鐵質，吸收率可高達15～25％。血基質鐵存在動物性食品中，豬肝、雞肝、貝類含量特別豐富。菠菜和海藻類可能給人富含鐵質的印象，但由於不是血基質鐵，所以吸收率較低（1～5％左右）。

另外，綠茶（特別是抹茶）含有造血所必需的維生素B群、維生素C、銅和葉酸等，也十分有效。過去有人宣稱，綠茶中所含的單寧（tannin）會妨礙鐵質吸收，但目前認為，只要不大量飲用，幾乎沒有影響，所以吃飯同時喝綠茶並不會有問題。 ✐

（120～141頁撰文：大嶋繪理奈）

吸收率高的血基質鐵

鐵（Fe）有「二價」（Fe^{2+}）跟「三價」（Fe^{3+}）兩種形式，但在人體內是以二價的形式為我們所用。血基質鐵指的是與血基質分子結合的鐵，血基質鐵是二價鐵，所以可以直接吸收。血基質鐵大多存在動物性食品中。另一方面，非血基質鐵指的是不與血基質結合的單純鐵。非血基質鐵是三價鐵，經攝取進入入體之後，必須由體內的酶作用轉換成二價，因此吸收率較低。非血基質鐵大多存在植物性食品中。

舉例來說，加州梅和菠菜含有大量的鐵，但卻是非血基質鐵，所以攝取這些食物時，人體能吸收的鐵質並不多。不過，和蛋白質一起食用能促進吸收，所以建議搭配肉類料理。

加州梅

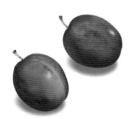

鐵含量：1mg/100g
吸收率：1％

菠菜

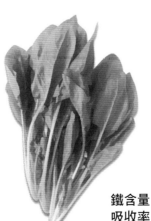

鐵含量：3～5mg/100g
吸收率：1％

選擇食品的標準
缺鐵性貧血

	食品	分量標準
主食	白飯、麵包、麵類	普通
主菜	肉	增加
	海鮮	增加
	蛋	普通
	大豆、大豆製品	普通
配菜	淺色蔬菜	普通
	黃綠色蔬菜	增加
	根莖類、南瓜	普通
	海藻、蕈菇、蒟蒻	普通
	醃漬品	普通
	水果	增加
	牛奶、乳製品	普通
調味料	油	普通
	砂糖	普通
	鹽、醬油、味噌	普通
	醋	增加
	辛香料	增加
嗜好品	日式甜點	普通
	西式甜點	普通
	酒精飲料	普通
	咖啡因飲料	節制
	碳酸飲料	普通

出處：《飲食指導ABC　改訂第3版》
（中村丁次監修，日本醫事新報社，2008年發行）

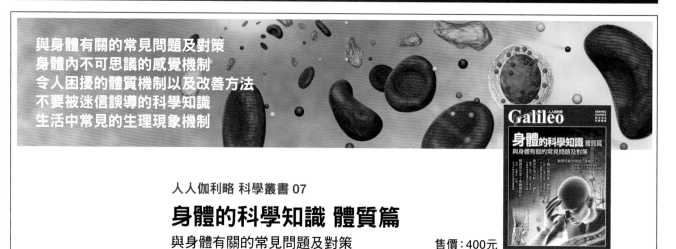

與身體有關的常見問題及對策
身體內不可思議的感覺機制
令人困擾的體質機制以及改善方法
不要被迷信誤導的科學知識
生活中常見的生理現象機制

人人伽利略 科學叢書 07

身體的科學知識 體質篇

與身體有關的常見問題及對策　　　　售價：400元

　　究竟您對自己身體的機制了解多少呢？例如為什麼會健忘？或者為什麼會「打哈欠」和「打嗝」。「痣」和「皺紋」又是如何形成的？又為什麼會有「指紋」以及身體會有左右不對稱的現象呢……？當我們懷著孩提時代的好奇心，再重新思考人體的種種，腦海中應該會出現無數的「？」。

　　本書嚴選了生活中與我們身體有關的50個有趣「問題」，並對這些發生機制和對應方法加以解說。只要了解身體的機制和對應方法，相信大家更能與自己的身體好好相處。不只如此，還能擁有許多可與人分享的「小知識」。希望您在享受閱讀本書的同時，也能獲得有關正確的人體知識。

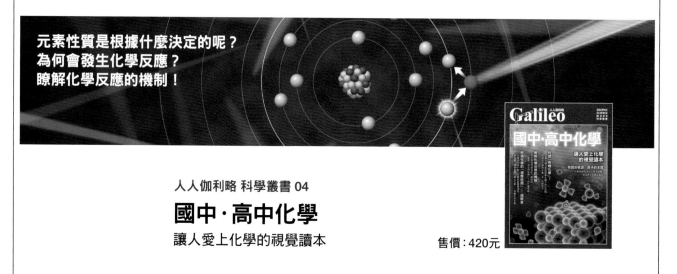

元素性質是根據什麼決定的呢？
為何會發生化學反應？
瞭解化學反應的機制！

人人伽利略 科學叢書 04

國中・高中化學

讓人愛上化學的視覺讀本　　　　售價：420元

　　流動的水、堅硬的岩石、具有複雜生命活動的我們身體等等，這個世界充滿了各式各樣的物質，而這些物質全由種類不同的「原子」，透過形形色色的組合而成的。

　　「化學」就是研究物質性質、反應的學問。所有的物質、生活中的各種現象都是化學的對象，而我們的生活充滿了化學的成果，了解化學，對於我們所面臨的各種狀況的了解與處理應該都有幫助。

　　本書從了解物質的根源「原子」的本質開始，再詳盡介紹化學的導覽地圖「週期表」、化學鍵結、生活中的化學反應、以碳為主角的有機化學等等。希望對正在學習化學的學生、想要重溫學生生涯的大人們，都能因本書而受益。

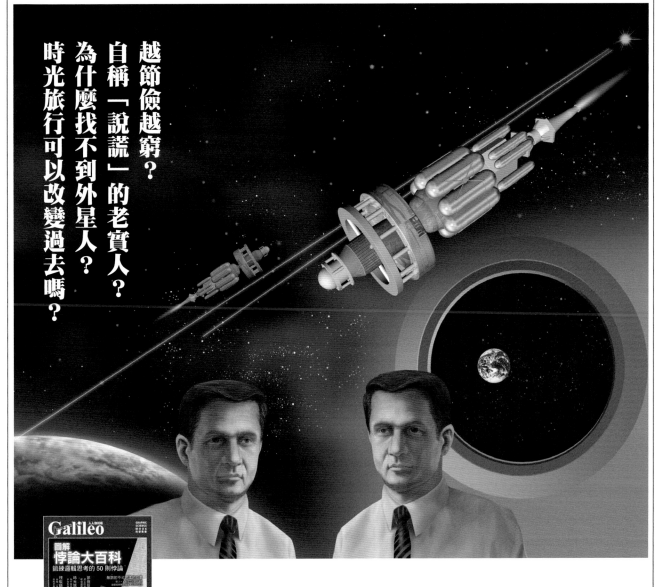

【 人人伽利略系列 14 】

飲食與營養科學百科
人體的吸收機制和11種症狀的飲食方法

作者／日本Newton Press
執行副總編輯／賴貞秀
編輯顧問／吳家恆
校對／陳育仁
翻譯／彭智敏
編輯／曾沛琳
商標設計／吉松薛爾
發行人／周元白
出版者／人人出版股份有限公司
地址／231028 新北市新店區寶橋路235巷6弄6號7樓
電話／（02）2918-3366（代表號）
傳真／（02）2914-0000
網址／www.jjp.com.tw
郵政劃撥帳號／16402311 人人出版股份有限公司
製版印刷／長城製版印刷股份有限公司
電話／（02）2918-3366（代表號）
經銷商／聯合發行股份有限公司
電話／（02）2917-8022
第一版第一刷／2020年7月
定價／新台幣350元
　　　港幣117元

國家圖書館出版品預行編目（CIP）資料

飲食與營養科學百科：人體的吸收機制和11種症狀的
飲食方法
日本Newton Press作；彭智敏翻譯. -- 第一版. --
新北市：人人，2020.07
面；　公分. —（人人伽利略系列；14）
譯自：食と栄養の大百科
ISBN 978-986-461-221-5（平裝）
1.營養 2.健康飲食 3.食療
411.3　　　　　　　　　　　109008799

Staff

Editorial Management	木村直之
Editorial Staff	遠津早紀子

Photograph

3	Nishihama/Shutterstock.com, kazoka/Shutterstock.com		30-31	DUSAN ZIDAR/Shutterstock.com		89	Nishihama/Shutterstock.com
7	Irina Bg/Shutterstock.com		35	Rustle/Shutterstock.com		96	Darren Baker/Shutterstock.com
8	毎日新聞社／アフロ		38	Alamy/PPS通信社		105	Nishihama/Shutterstock.com
10	baibaz/Shutterstock.com		49〜51	KucherAV/Shutterstock.com		120-121	kazoka/Shutterstock.com
11	airdone/Shutterstock.com		52	Monkey Business Images/Shutterstock.com		124	Seasontime/Shutterstock.com
18	ロイター／アフロ		62	stockphoto for you/Shutterstock.com		134-135	9nong/Shutterstock.com
19	Rimma Bondarenko/Shutterstock.com		69	公益社団法人日本食肉格付協会			
24	Goksi/Shutterstock.com		86	ifong/Shutterstock.com			

Illustration

Cover Design デザイン室 宮川愛理（イラスト：Newton Press）

2	Newton Press, Newton Press（分子構造：credit①と credit ②を使用して作成），Newton Press（分子構造：credit①と credit②を使用して作成，人物：credit③を加筆改変），Newton Press, Newton Press（分子構造：credit①と credit②を使用して作成）
3	Newton Press, Newton Press（PDB ID: 1N8Sと4RFを元に ePMV(Johnson, G.T. and Autin, L., Goodsell, D.S., Sanner, M.F., Olson, A.J. (2011). ePMV Embeds Molecular Modeling into Professional Animation Software Environments. Structure 19, 293-303) と MSMS molecular surface(Sanner, M.F., Spehner, J.-C., and Olson, A.J. (1996) Reduced surface: an efficient way to compute molecular surfaces. Biopolymers, Vol. 38, (3),305-320) を使用して作成），Newton Press（PDB ID: 2Q9Sを元に ePMV(Johnson, G.T. and Autin, L., Goodsell, D.S., Sanner, M.F., Olson, A.J. (2011). ePMV Embeds Molecular Modeling into Professional Animation Software Environments. Structure 19, 293-303) を使用して作成）
5	Newton Press（ID 59197326 © Kooslin	Dreamstime.com を資料写真として作成）
6〜9	Newton Press（分子構造：credit①と credit②を使用して作成）
11	Newton Press
12〜15	Newton Press（分子構造：credit①と credit②を使用して作成，人物：credit③を加筆改変）
16〜18	Newton Press
20〜21	Newton Press
22-23	Newton Press（分子構造：credit①と credit②を使用して作成）
26〜30	Newton Press
33	Newton Press
34	Newton Press, Newton Press（分子構造：credit①と credit ②を使用して作成）
35	Newton Press（分子構造：credit①と credit②を使用して作成），Newton Press
36	Newton Press
38	Newton Press
39〜41	カサネ·治／Newton Press
42〜47	Newton Press
52〜53	黒田清桐, Newton Press
54〜55	黒田清桐, Newton Press
56〜57	黒田清桐, Newton Press
58	黒田清桐
59〜60	Newton Press
61	黒田清桐
63〜64	Newton Press
65	Newton Press（【オレイン酸】PDB Chemical Component

	OLI,ePMV(Johnson, G.T. and Autin, L., Goodsell, D.S., Sanner, M.F., Olson, A.J. (2011). ePMV Embeds Molecular Modeling into Professional Animation Software Environments. Structure 19, 293-303)，【リノール酸】PDB Chemical Component EIC, ePMV(Johnson, G.T. and Autin, L., Goodsell, D.S., Sanner, M.F., Olson, A.J. (2011). ePMV Embeds Molecular Modeling into Professional Animation Software Environments. Structure 19, 293-303)，【リノレン酸】PDB Chemical Component LNL, ePMV(Johnson, G.T. and Autin, L., Goodsell, D.S., Sanner, M.F., Olson, A.J. (2011). ePMV Embeds Molecular Modeling into Professional Animation Software Environments. Structure 19, 293-303)
66〜67	Newton Press
71	Newton Press
72〜73	Newton Press, Newton Press, Newton Press（PDB ID: 3DHPと4RFを元に ePMV(Johnson, G.T. and Autin, L., Goodsell, D.S., Sanner, M.F., Olson, A.J. (2011). ePMV Embeds Molecular Modeling into Professional Animation Software Environments. Structure 19, 293-303) と MSMS molecular surface(Sanner, M.F., Spehner, J.-C., and Olson, A.J. (1996) Reduced surface: an efficient way to compute molecular surfaces. Biopolymers, Vol. 38, (3),305-320) を使用して作成）
74〜75	Newton Press
76-77	Newton Press（PDBID:1TGSと1CPX, 1GWA, 1EKBを元に ePMV(Johnson, G.T. and Autin, L., Goodsell, D.S., Sanner, M.F., Olson, A.J. (2011). ePMV Embeds Molecular Modeling into Professional Animation Software Environments. Structure 19, 293-303) と MSMS molecular surface(Sanner, M.F., Spehner, J.-C., and Olson, A.J. (1996) Reduced surface: an efficient way to compute molecular surfaces. Biopolymers, Vol. 38, (3),305-320) を使用して作成）
78-79	Newton Press（PDB ID: 1N8Sと4RFを元に ePMV(Johnson, G.T. and Autin, L., Goodsell, D.S., Sanner, M.F., Olson, A.J. (2011). ePMV Embeds Molecular Modeling into Professional Animation Software Environments. Structure 19, 293-303) と MSMS molecular surface(Sanner, M.F., Spehner, J.-C., and Olson, A.J. (1996) Reduced surface: an efficient way to compute molecular surfaces. Biopolymers, Vol. 38, (3),305-320) を使用して作成）
80〜81	Newton Press
82-83	Newton Press（PDB ID: 2Q9Sを元に ePMV(Johnson, G.T. and Autin, L., Goodsell, D.S., Sanner, M.F., Olson, A.J. (2011). ePMV Embeds Molecular Modeling into Professional Animation Software Environments. Structure 19, 293-303) を使用して作成）

84	Newton Press
90〜93	Newton Press
94-95	木下真一郎
98	黒田清桐, Newton Press
100〜101	Newton Press
103	Newton Press
106〜109	デザイン室 吉増麻里子
110〜111	Newton Press, デザイン室 吉増麻里子
112	Newton Press, デザイン室 吉増麻里子
113	Newton Press, デザイン室 吉増麻里子, 黒田清桐
114〜115	デザイン室 吉増麻里子
116	木下真一郎
117	デザイン室 吉増麻里子, 黒田清桐, Newton Press
118	木下真一郎, Newton Press
119	デザイン室 吉増麻里子, Newton Press
120	デザイン室 吉増麻里子, 黒田清桐
122	Newton Press
123	デザイン室 吉増麻里子, Newton Press, カサネ·治, 黒田清桐
125	Newton Press
126	Newton Press, デザイン室 吉増麻里子
127	門馬朝久
128	Newton Press
129	デザイン室 吉増麻里子, 黒田清桐, Newton Press
130-132	Newton Press
133	Newton Press, 黒田清桐
135	デザイン室 吉増麻里子, Newton Press
136	木下真一郎
137	デザイン室 吉増麻里子, Newton Press
138	奥本裕志
140	荻野瑶海
141	デザイン室 吉増麻里子
143	Newton Press
表4	Newton Press

credit①：ePMV(Johnson, G.T. and Autin, L., Goodsell, D.S., Sanner, M.F., Olson, A.J. (2011). ePMV Embeds Molecular Modeling into Professional Animation Software Environments. Structure 19, 293-303)
credit②：MSMS molecular surface(Sanner, M.F., Spehner, J.-C., and Olson, A.J. (1996) Reduced surface: an efficient way to compute molecular surfaces. Biopolymers, Vol. 38, (3),305-320)
credit③：BodyParts3D, Copyright© 2008 ライフサイエンス統合データ ベースセンター licensed by CC表示－継承2.1 日本 (http:// lifesciencedb.jp/bp3d/info/license/index.html)